医药高等职业教育创新示范教材

医药行业卫生学基础

主编　韩　璐
主审　李榆梅

中国医药科技出版社

内容提要

本书是天津生物工程职业技术学院组织编写的医药高等职业教育创新示范教材之一。本教材对微生物基础知识、药品生产过程中卫生管理知识和要求、药品制造车间的洁净区作业知识以及医药行业常用的消毒灭菌技术等做了详细的介绍。通过学习本教材，学生可以掌握 GMP 对制药卫生的具体要求和基本技能并具备药品生产企业的生产和卫生管理的能力，为今后进入医药行业打下坚实的基础。

图书在版编目（CIP）数据

医药行业卫生学基础/韩璐主编．—北京：中国医药科技出版社，2012.9
医药高等职业教育创新示范教材
ISBN 978－7－5067－5606－8

Ⅰ．①医… Ⅱ．①韩… Ⅲ．①卫生学－高等职业教育－教材 Ⅳ．①R1

中国版本图书馆 CIP 数据核字（2012）第 191908 号

美术编辑 陈君杞
版式设计 郭小平

出版 中国医药科技出版社
地址 北京市海淀区文慧园北路甲 22 号
邮编 100082
电话 发行：010－62227427 邮购：010－62236938
网址 www.cmstp.com
规格 710×1020mm 1/16
印张 11
字数 144 千字
版次 2012 年 9 月第 1 版
印次 2023 年 1 月第 9 次印刷
印刷 三河市航远印刷有限公司
经销 全国各地新华书店
书号 ISBN 978－7－5067－5606－8
定价 25.00 元

丛书编委会

本书编委会

主　编　韩　璐

主　审　李榆梅（天津生物工程职业技术学院）

编　者　（以姓氏笔画为序）

王　尧（天津生物工程职业技术学院）

孙越鹏（天津生物工程职业技术学院）

韩　璐（天津生物工程职业技术学院）

编写说明

为使学生入学后即能了解所学专业，热爱所学专业，在新生入学后进行专业入门教育十分必要。多年的教学实践证明，职业院校更需要强化对学生的职业素养教育，使学生熟悉医药行业基本要求，具备专业基本素质，毕业后即与就业岗位零距离对接，成为合格的医药行业准职业人。为此我们组织编写了“医药高等职业教育创新示范教材”。

本套校本教材共计 16 本，分为 3 类。专业入门教育类 11 本，行业公共基础类 3 本，行业指导类 2 本。专业入门教育类教材包括《化学制药技术专业入门手册》、《药物制剂技术专业入门手册》、《药品质量检测技术专业入门手册》、《化工设备维修技术专业入门手册》、《中药制药技术专业入门手册》、《中药专业入门手册》、《现代中药技术专业入门手册》、《药品经营与管理专业入门手册》、《医药物流管理专业入门手册》、《生物制药技术专业入门手册》和《生物实验技术专业入门手册》，以上 11 门教材分别由专业带头人主编。

行业公共基础类教材包括《医药行业法律与法规》、《医药行业收生学基础》和《医药行业安全规范》，分别由实训中心主任和系主任主编。

行业指导类教材包括《医药行业职业道德与就业指导》和《医药行业社会实践指导手册》，由长期承担学生职业道德指导和社会实践指导的系书记和学生处主任主编。

在本套教材编写过程中，我院组织作用深入与本专业对口的医药行业重点企业进行调研，熟悉调研企业的重点岗位及工作任务，深入了解各专业所覆盖工作岗位的全部生产过程，分析岗位（群）职业要求，总结履行岗位职责应具备的综合能力。因此，本套校本教材体现了教学过程的实践性、开放性和职业性。

本套教材突出以能力为本位，以学生为主体，强调“教、学、做”一体，体现了职业教育面向社会、面向行业、面向企业的办学思想。对深化医药类职业院校教育教学改革，促进职业教育教学与生产实践、技术推广紧密结合，加强学生职业技能的培养，加快为医药行业培养更多、更优秀的高端技能型专门人才都起到了推动作用。

本套教材适用于医药类高职高专教育院校和医药行业职工培训使用。

由于作者水平有限，书中难免有不妥之处，敬请读者批评指正。

天津生物工程职业技术学院

2012 年 6 月

目录
Contents

模块一 制药卫生 / 001

模块二 环境微生物检查 / 056

模块三 消毒与灭菌技术 / 121

模块一　制 药 卫 生

学习目标

通过本项目的学习，了解制药行业中基本的卫生管理制度和卫生清洁的重要性，掌握洁净区作业基本的方法和规范，对于今后从事本行业内的各种工作有着非常重要的意义。

任务一　制药卫生管理

在日常生活中，我们都有这样的认识，医院的卫生情况与患者病情之间存在着密切关系。在医院，要定时对公共环境、医疗器械进行消毒；医护人员要穿着白大褂，佩戴口罩，勤洗手，这些良好的职业行为能够创造和维护一个良好的医疗卫生环境，降低传染性疾病在人群之间的传播，反之，如果医院环境肮脏、卫生管理混乱，不仅不能起到救死扶伤的作用，还会造成人员之间的交叉感染，导致严重后果。我们在生病时，也都不想到这样一家卫生环境不合格的医院就医。

如果我们把一家制药企业比作一家医院，那么，在这家特殊的医院中，卫生情况尤为重要。制药企业生产的每一粒药品都直接关系到患者的生命健康。制药企业只有建立良好的生产卫生环境，才能保证生产出来的产品是药品，发挥救病治人的作用，如果制药企业因为卫生不合格，导致药品中带有其他污染物，此时，这样的药品就成为了毒药，当患者服用这些不卫生的药品时，就相当于病从口入，不仅不会使疾病得到治疗，反而还会因为药品的不卫生，产生一系列不良反应，甚至威胁生命。

案例

“欣弗”事件的教训

2006年8月3日，卫生部办公厅发出通知，指出青海、广西、浙江、黑龙江和山东等省区陆续出现部分患者使用安徽华源生物药业有限公司生产的克林霉素磷酸酯葡萄糖注射液（“欣弗”）后，出现胸闷、心悸、过敏性休克、肝肾功能损害等临床症状，要求控制该药品不再临床使用。截止至2006年8月5日，共计发现不良反应81例，其中3例死亡。

2006年，8月15日国家食品药品监督管理局召开新闻发布会，公布“欣弗”引发的药品不良事件调查结果。安徽华源生物药业有限公司违反规定生产，是导致这起不良事件的主要原因。在生产过程中，灭菌温度和时间不足，无菌检查和热原检查不符合规定，导致人体发生热原反应。国家食品药品监督管理局会同安徽省食品药品监督管理局对安徽华源生物药业有限公司进行现场检查显示，该公司当年6月至7月生产的克林霉素磷酸酯葡萄糖注射液未按批准的工艺参数灭菌，降低灭菌温度，缩短灭菌时间，增加灭菌柜装载量，影响了灭菌效果。经中国药品生物制品检定所对相关样品进行检验，结果表明，无菌检查和热原检查不符合规定。

在制药行业中，“卫生”的定义是指与药品生产相关的空气、水源、地面、人员、生产车间、设备、空气净化系统及生产用原辅料等符合一定要求。和卫生相对的是“污染”，污染是指在生产、取样、包装或重新包装、贮存或运输等操作过程中，原辅料、中间产品、待包装产品、成品受到具有化学或微生物特性的杂质或异物的不利影响。污染主要有尘粒污染、微生物污染、异物污染和交叉污染等形式。尘粒污染指药品因混入不属于其本身成分的灰尘微粒而变得不纯净。微生物污染指药品受到微生物及微生物代谢物造成的生物性污染。异物污染是指药品中混有了玻璃、金属、消毒剂等非期望的物质。交叉污染是指药品在生产中，一种原料、中间产品或成品被另一原料、中间产品或成品污染。空气、水、人员、表面是造成污染的四大媒介。为防止污染的发生，制药企业的用水、用气都是经过必要清洁的，生产车间、操作台、设备等表面进行定期清洁，生产人员则要穿戴工作服，并要遵守生产操作规程。制药企业卫生管理主要包括环境卫生管理、工艺卫生管理和人员卫生管理三类。

我们现在是医药行业的学生，未来将是药品的制造者，肩负着保卫人类生命健康这一神圣伟大的使命，我们只有首先建立正确的卫生观念，才能完成这一使命。药品生产企业主要由生产系统、质量系统和客服系统组成。当我们进入到生产系统工作时，我们就成为了药品的一线生产者，因此，在生产过程中，必须严格防止污染的发生，确保生产出来的药品是安全的。当我们进入到质量系统工作时，我们就成为了药品卫生的保护者，要监控确保整个药品生产过程中环境、工艺和人员的卫生符合要求，要检测检验药品的卫生是否符合要求。当我们进入到销售客服系统工作时，我们就成为了药品质量的跟踪者和服务者，要正确指导患者使用和保存药品，确保用药安全。

由于制药卫生对药品质量有着重要影响，《药品生产质量管理规范(2010 年版)》(GMP) 对制药企业环境卫生管理、工艺卫生管理和人员卫生管理有着严格而明确的规定，药品的生产过程要经过严格的卫生管理。防止污染是实施 GMP 的目的之一。空气、工艺用水的净化是为了防止污染，设备清洁维护是为了防止污染，清洁卫生管理是为了防止污染，物料的检验、生产的监督复核与清场是为了防止污染。这些所做的一切都是为了最大限度地降低产品质量风险，保障能生产出符合质量规定的药品。制药企业应按照 GMP 标准严格执行，同时可以以 GMP 为基础，结合企业实际情况，指定在企业内部实行的卫生管理制度，指导、规范企业员工行为，保证良好卫生。

相关法律法规

GMP 的意义

第三条 本规范作为质量管理体系的一部分，是药品生产管理和质量控制的基本要求，旨在最大限度地降低药品生产过程中污染、交叉污染以及混淆、差错等风险，确保持续稳定地生产出符合预定用途和注册要求的药品。

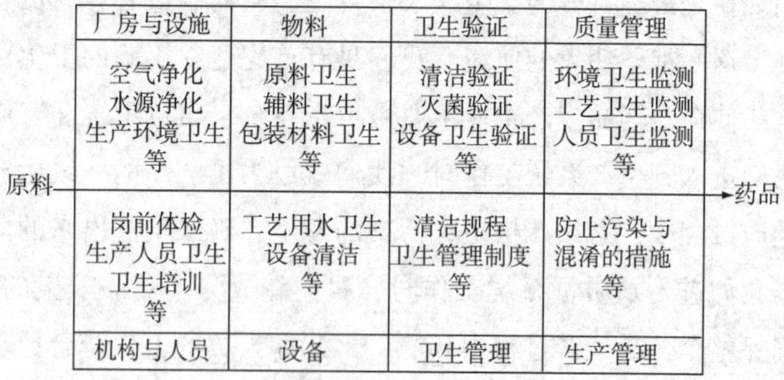

图 1－1　药品生产过程中的卫生管理

一、制药卫生基本要求

在 GMP 中，为了保证制药厂良好的卫生情况，对制药厂的选址、建筑要求、工艺布局、洁净室要求、消毒灭菌方法、人员作业等方面都做了详细规定。

在选址上，制药厂应选址环境清洁、绿化较好的地区，应远离交通污染及其他工业废物的污染，厂区的建设应使用坚固、起尘少的建筑材料。

表 1－1　空气质量类别及等级

空气质量类别	空气质量等级	可能地区
Ⅰ	优	自然保护区　树林
Ⅱ	良	乡镇公园　乡村
Ⅲ	轻度污染	交通干道　城镇
Ⅳ	中度污染	一般工业区　繁华街道
Ⅴ	重度污染	污染排放严重的工业区

在工艺布局上，要将洁净度相同的厂房安排在一起，位于人流较少的地方，人流方向要由低洁净度的洁净室向高一洁净度的洁净室过渡，洁净室内只安放必要的工艺设备，同时还要对洁净室内环境中的微粒和微生物加以控制。人员在进行生产作业时，只能由该室的人员穿戴隔离服进入洁

净室。

表 1-2　洁净室 GMP 规范基本指标

项目		100 级	1 万级	10 万级	30 万级
温度（℃）		—	18~26	18~26	18~26
相对湿度（%）		—	45~65	45~65	45~65
照度（lx）		≥300	≥300	≥300	≥300
沉降菌（个/φ90mm·0.5h）		≤1	≤3	≤10	≤15
静压差（Pa）	洁净区与非洁净区之间	—	>10	>10	>10
	洁净级别不同房间之间	—	>5	>5	>5
尘埃粒子数（个/m^3）	≥5μm	0	≤2000	≤20000	≤60000
	≥0.5μm	≤3500	≤35000	≤3500000	≤10500000

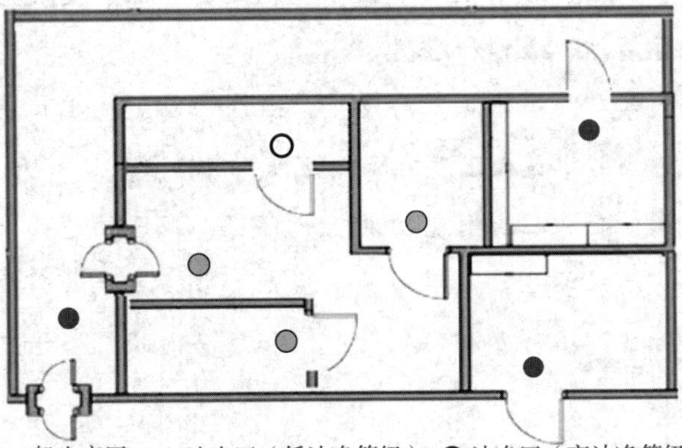

●一般生产区　◎洁净区（低洁净等级）　○洁净区（高洁净等级）

图 1-2　洁净区的布局

在药品生产过程中，要对生产物料、空气、水源进行卫生控制，要有必要的卫生监控，对包括洁净区卫生、人员卫生、生产用水卫生等多方面进行监督管理，药品在出厂前，要对药品的卫生情况进行检测。总之，药品的生产企业应有防止污染的卫生措施，制定各项卫生管理制度，并由专人负责。

二、环境卫生管理

药品生产环境是指与药品生产相关的空气、水源、地面、生产车间、设备、空气处理系统、生产介质等。环境卫生包括厂区环境卫生、厂房环境卫生和仓储区环境卫生等。制药企业环境卫生可以概括为“一平、二净、三见、四无”。“一平”是指工房四周平整；“二净”是指玻璃、门窗净、地面通道净；“三见”是指轴见光、沟见底、设备见本色；“四无”是指无油垢、无积水、无杂物、无垃圾。

（一）厂区环境卫生

相关法律法规

GMP 对厂房设施的规定

第三十八条 厂房的选址、设计、布局、建造、改造和维护必须符合药品生产要求，应当能够最大限度地避免污染、交叉污染、混淆和差错，便于清洁、操作和维护。

第三十九条 应当根据厂房及生产防护措施综合考虑选址，厂房所处的环境应当能够最大限度地降低物料或产品遭受污染的风险。

第四十条 企业应当有整洁的生产环境；厂区的地面、路面及运输等不应当对药品的生产造成污染；生产、行政、生活和辅助区的总体布局应当合理，不得互相妨碍；厂区和厂房内的人、物流走向应当合理。

第四十一条 应当对厂房进行适当维护，并确保维修活动不影响药品的质量。应当按照详细的书面操作规程对厂房进行清洁或必要的消毒。

第四十二条 厂房应当有适当的照明、温度、湿度和通风，确保生产和贮存的产品质量以及相关设备性能不会直接或间接地受到影响。

第四十三条 厂房、设施的设计和安装应当能够有效防止昆虫或其它动物进入。应当采取必要的措施，避免所使用的灭鼠药、杀虫剂、烟熏剂等对设备、物料、产品造成污染。

第四十四条 应当采取适当措施，防止未经批准人员的进入。生产、贮存和质量控制区不应当作为非本区工作人员的直接通道。

表1-3　某制药厂环境卫生管理制度

题　目	环境卫生管理制度			编码:	共1页
制　　定	行政部	审　　核	行政部部长	批　　准	主管经理
制定日期		审核日期		批准日期	
颁发部门	行政部	颁发数量		生效日期	
分发单位	公司各部门				

一、目　　的：建立厂区环境卫生管理制度，保证厂内环境清洁卫生符合GMP要求。

二、适用范围：适用于厂区内环境卫生管理。

三、责任者：行政部部长及全体员工。

四、管理规程：

1　对厂区环境的卫生要求：

1.1　厂区周围洁净，无垃圾及其他污物；

1.2　排水通畅无积水，无污水；

1.3　无蚊蝇繁殖场所；

1.4　混凝土地面平整、清洁、通畅、润湿不起尘；

1.5　不栽种产生花絮、绒毛、花粉等植物。

2　对厂区环境的管理：

2.1　厂区室外不得存放生产用原辅料、设备仪器、包装材料、产品中间体、成品以及其他生产物料及用具；

2.2　土建工程时要做防尘处理，土建施工结束后，要及时将渣土、废砖、杂物外运；

2.3　厂区内不设垃圾站，生产活动中的废弃物采用有效的隔离措施暂时存放到指定地点，定时运到厂外指定地点；

2.4　厂区内设置与职工人数相适应的卫生设施；

2.5　厂区有专人每天负责清扫路面、厂区绿化、管理卫生设施、厂区卫生检查工作；

2.6　厂区禁止吸烟，禁止乱扔杂物，禁止乱倒废水，对此要有醒目的公益标牌。

（二）生产区环境卫生

生产区环境卫生包括一般区环境卫生和洁净区环境卫生，做好生产区的卫生工作，可以避免药品受到污染，确保药品的质量。生产区环境卫生具体清洁频次与一般要求内容详见表1－4。

表1－4　生产区环境卫生要求

频次	洁净区清洁内容	一般区清洁内容
阶段操作结束	清洁操作间地面、台面的残留物；停用的工具清洗并消毒	清洁操作间地面、台面的残留物；停用的工具清洗
每　班	清洁操作间地面、门窗、容器清洗并消毒，处理垃圾（无人接班时则还应执行每日清洁内容）	清洁操作间地面、门窗、工具处理垃圾（无人接班时则还应执行每日清洁内容）
每　日	清洁各通道、更衣室、操作间送回风口、墙面、地面，非操作间地面、地漏、钟、缓冲间及垃圾桶、洗手池、水池、工作台面、货架、拖把架、鞋柜	清洁更衣室、通道、墙面、地面垃圾桶、洗手池、水池、工作台面、货架、拖把架及门厅地面、鞋柜
每　周	清洁天花板、灯具、可见管线外表及配电箱	清洁天花板、灯具、清洁配电箱、可见管线外表

相关法律法规

GMP对生产区环境卫生的要求是

第四十六条　为降低污染和交叉污染的风险，厂房、生产设施和设备应当根据所生产药品的特性、工艺流程及相应洁净度级别要求合理设计、布局和使用，并符合下列要求：

（一）应当综合考虑药品的特性、工艺和预定用途等因素，确定厂房、生产设施和设备多产品共用的可行性，并有相应评估报告；

（二）生产特殊性质的药品，如高致敏性药品（如青霉素类）或生物制品（如卡介苗或其他用活性微生物制备而成的药品），必须采用专用和独立的厂房、生产设施和设备。青霉素类药品产尘量大的操作区域应当保持相对负压，排至室外的废气应当经过净化处理并符合要求，排风口应当远离其他空气净化系统的进风口；

（三）生产β－内酰胺结构类药品、性激素类避孕药品必须使用专用设施（如独立的空气净化系统）和设备，并与其他药品生产区严格分开；

（四）生产某些激素类、细胞毒性类、高活性化学药品应当使用专用设施（如独立的空气净化系统）和设备；特殊情况下，如采取特别防护措施并经过必要的验证，上述药品制剂则可通过阶段性生产方式共用同一生产设施和设备；

（五）用于上述第（二）、（三）、（四）项的空气净化系统，其排风应当经过净化处理；

（六）药品生产厂房不得用于生产对药品质量有不利影响的非药用产品。

第四十七条 生产区和贮存区应当有足够的空间，确保有序地存放设备、物料、中间产品、待包装产品和成品，避免不同产品或物料的混淆、交叉污染，避免生产或质量控制操作发生遗漏或差错。

第四十八条 应当根据药品品种、生产操作要求及外部环境状况等配置空调净化系统，使生产区有效通风，并有温度、湿度控制和空气净化过滤，保证药品的生产环境符合要求。洁净区与非洁净区之间、不同级别洁净区之间的压差应当不低于10帕斯卡。必要时，相同洁净度级别的不同功能区域（操作间）之间也应当保持适当的压差梯度。口服液体和固体制剂、腔道用药（含直肠用药）、表皮外用药品等非无菌制剂生产的暴露工序区域及其直接接触药品的包装材料最终处理的暴露工序区域，应当参照“无菌药品”附录中D级洁净区的要求设置，企业可根据产品的标准和特性对该区域采取适当的微生物监控措施。

第四十九条 洁净区的内表面（墙壁、地面、天棚）应当平整光滑、无裂缝、接口严密、无颗粒物脱落，避免积尘，便于有效清洁，必要时应当进行消毒。

第五十条 各种管道、照明设施、风口和其他公用设施的设计和安装应当避免出现不易清洁的部位，应当尽可能在生产区外部对其进行行维护。

第五十一条 排水设施应当大小适宜，并安装防止倒灌的装置。应当尽可能避免明沟排水；不可避免时，明沟宜浅，以方便清洁和消毒。

第五十二条 制剂的原辅料称量通常应当在专门设计的称量室内进行。

第五十三条 产尘操作间（如干燥物料或产品的取样、称量、混合、包装等操作间）应当保持相对负压或采取专门的措施，防止粉尘扩散、避免交叉污染并便于清洁。

第五十四条 用于药品包装的厂房或区域应当合理设计和布局，以避免混淆或交叉污染。如同一区域内有数条包装线，应当有隔离措施。

第五十五条 生产区应当有适度的照明，目视操作区域的照明应当满足操作要求。

第五十六条 生产区内可设中间控制区域，但中间控制操作不得给药品带来质量风险。

表1－5　某制药厂洁净室卫生规程

题　目	洁净室卫生规程			编码：WS－002－01	共1页
制　定	生产部	审　　核	生产部部长	批　　准	主管经理
制定日期		审核日期		批准日期	
颁发部门	行政部	颁发数量		生效日期	
分发单位	公司各部门				

一、目　的：明确和规定洁净区卫生的清洁方法和要求。

二、范　围：适用于洁净区的清洁卫生。

三、责任者：洁净区生产人员。

四、内　容：

1　清洁工作范围及内容

洁净生产区的清洁卫生工作。

2 清洁方法及程序

2.1 清洁剂

名称：清洁饮用水、洗衣粉水溶液

配制方法：将洗衣粉和饮用水按1∶10的比例直接配制，搅匀即可。

2.2 消毒剂

2.2.1 70%～75%的乙醇溶液：将洁净的饮用水加入到95%的乙醇中，用酒精计测试其浓度，直至在规定的范围内。使用时，有吸收皮肤水分的作用，对伤口有刺痛感，故使用时应戴手套。

2.2.2 新洁尔灭溶液：按使用说明书的配比进行配制，使用时应戴手套。

2.2.3 臭氧发生器：产生臭氧，进行空气消毒。按使用说明书使用。有刺鼻气味，使用时，人员应离开洁净区。

2.2.4 甲醛溶液：用其40%的溶液（福尔马林溶液）。按$30ml/m^3$的用量加热熏蒸，温度25℃以上，RH 60%以上，密闭熏蒸12～14h，熏蒸结束后换风。甲醛蒸气对眼、鼻、咽喉黏膜刺激性很强，使用时，人员应离开洁净区，待换完风以后放能进入。

3 清洁工作频次

按每日、每周、每月进行清洁。

三、工艺卫生管理

工艺卫生是指对所有使用的物料、生产过程及设备的卫生要求。

药品生产工艺过程中的卫生管理对药品质量起到非常重要的作用，药品生产工艺过程中的卫生管理应贯穿于药品生产的生命周期中。工艺卫生管理主要包括物料卫生管理、设备卫生管理和生产现场卫生管理。

（一）物料卫生管理

狭义的物料是指用于生产药品的原材料，广义的物料是指与药品生产有关的所有物品，主要包括原材料、半成品、成品，以及用于生产的辅助材料和用品。在GMP中规定，物料是指原料、辅料和包装材料。

药品的生产过程就是对物料进行加工，使之成为产品的过程，物料参与药品生产的全过程。物料质量是药品质量的前提，正如某品牌药品的广告语所言“药材好，药才好”，在药品生产过程中，药品原材料是生产出优质药品的物质基础，因此用于生产的原材料必须符合质量标准，其中之一就是要符合卫生标准。其他物料亦是如此。制药企业在物料卫生管理上，一方面要使物料必须经过专人进行卫生学检验合格后才可以进入生产，另一方面，在生产的各个环节，保证物料在使用时不能收到污染或者发生混淆。可以通过控制物料微生物水平、净化物料流通过程、管理物料有序存放、必要清洁和必要隔离等措施进行物料卫生管理。

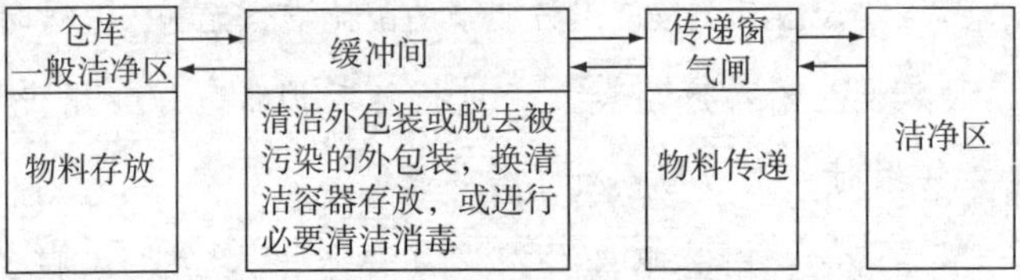

图 1－3　物料的传递

相关法律法规

GMP 对物料仓储和使用的一些规定：

第五十七条　仓储区应当有足够的空间，确保有序存放待验、合格、不合格、退货或召回的原辅料、包装材料、中间产品、待包装产品和成品等各类物料和产品。

第五十八条　仓储区的设计和建造应当确保良好的仓储条件，并有通风和照明设施。仓储区应当能够满足物料或产品的贮存条件（如温湿度、避光）和安全贮存的要求，并进行检查和监控。

第六十条　接收、发放和发运区域应当能够保护物料、产品免受外界天气（如雨、雪）的影响。接收区的布局和设施应当能够确保到货物料在进入仓储区前可对外包装进行必要的清洁。

第六十一条　如采用单独的隔离区域贮存待验物料，待验区应当有醒目的标识，且只限于经批准的人员出入。不合格、退货或召回的物料或产品应当隔离存放。

如果采用其他方法替代物理隔离，则该方法应当具有同等的安全性。

第六十二条 通常应当有单独的物料取样区。取样区的空气洁净度级别应当与生产要求一致。如在其他区域或采用其他方式取样，应当能够防止污染或交叉污染。

第一百零三条 应当建立物料和产品的操作规程，确保物料和产品的正确接收、贮存、发放、使用和发运，防止污染、交叉污染、混淆和差错。

物料和产品的处理应当按照操作规程或工艺规程执行，并有记录。

表1-6 某制药厂物料进出生产区域卫生管理

题 目	物料进出生产区域清洁规程			编码：WS-003-01	共1页
制 定	生产部	审 核	生产部部长	批 准	主管经理
制定日期		审核日期		批准日期	
颁发部门	行政部	颁发数量		生效日期	
分发单位	公司各部门				

一、目　　的：为保证物料卫生管理，制订物料进出生产区规程。

二、适用范围：适用于仓贮、生产车间对物料卫生的管理。

三、职　　责：仓库库管员、车间领料员、操作工对本规程的实施负责。

四、程　　序：

1. 使用物流通道进出物料，消毒剂、杀虫剂进出物料时要走“消毒剂专用货梯”。

2. 在仓库中，存放物料的外包装应保持清洁整齐完好，码放在指定区域。保持仓库干燥环境，避免物料受潮。仓库应做防虫措施，避免动物、昆虫进入仓库。

3. 车间领料员按“生产指令单”领取物料，并在制定位置摆放整齐。

车间不允许堆积多余物料。生产结束后，及时清场。

4. 所有装物料的容器必须有状态标志，标明内容物的有关状态。

5. 凡进入操作间的物料应下在指定区域脱去外包装，然后进入操作室。

6. 物料退出生产区域是，使用物料通道搬运。

（二）设备卫生管理

"工欲善其事必先利其器"，设备是生产药品的直接工具，在制药企业中，"利"不仅包括对"器"的保养维护，使"器"能够正常、高效运转，还包括对"器"的卫生管理，避免在"器"的环节上发生污染。设备的清洁卫生主要包括清除、清洁和消毒。清除即清除设备中残留的物料。清洁即用引用水或纯化水对设备进行擦拭、冲洗。消毒即使用消毒剂对设备进行消毒，杀灭微生物。

相关法律法规

GMP 中对设备的规定

第七十四条 生产设备不得对药品质量产生任何不利影响。与药品直接接触的生产设备表面应当平整、光洁、易清洗或消毒、耐腐蚀，不得与药品发生化学反应、吸附药品或向药品中释放物质。

第七十六条 应当选择适当的清洗、清洁设备，并防止这类设备成为污染源。

第七十七条 设备所用的润滑剂、冷却剂等不得对药品或容器造成污染，应当尽可能使用食用级或级别相当的润滑剂。

第七十九条 设备的维护和维修不得影响产品质量。

第八十四条 应当按照详细规定的操作规程清洁生产设备。生产设备清洁的操作规程应当规定具体而完整的清洁方法、清洁用设备或工具、清洁剂的名称和配制方法、去除前一批次标识的方法、保护已清洁设备在使用前免受污染的方法、已清洁设备最长的保存时限、使用前检查设备清洁状况的方法，使操作者能以可重现的、有效的方式对各类设备进行清洁。

如需拆装设备，还应当规定设备拆装的顺序和方法；如需对设备消毒或灭菌，还应当规定消毒或灭菌的具体方法、消毒剂的名称和配制方法。必要时，还应当规定设备生产结束至清洁前所允许的最长间隔时限。

第八十五条 已清洁的生产设备应当在清洁、干燥的条件下存放。

第八十六条 用于药品生产或检验的设备和仪器，应当有使用日志，记录内容包括使用、清洁、维护和维修情况以及日期、时间、所生产及检验的药品名称、规格和批号等。

第八十七条 生产设备应当有明显的状态标识，标明设备编号和内容物（如名称、规格、批号）；没有内容物的应当标明清洁状态。

表1－7 某制药厂设备清洁操作规程

题　目	生产区设备清洁操作规程			编码：WS－004－01	共1页
制　定	生产部	审　　核	生产部部长	批　　准	主管经理
制定日期		审核日期		批准日期	
颁发部门	行政部	颁发数量	10	生效日期	
分发单位	公司各部门				

某制药企业生产设备卫生管理规程

一、目　　的：建立生产区设备清洁规程，保证生产工艺卫生，防止污染。

二、适用范围：适用于生产区设备的清洁卫生管理。

三、职　　责：操作人员负责本标准的实施；QA检查人员负责本标准的监督检查。

四、程　　序：

1　设备使用清洁工具：专用擦机布、塑料毛刷。

2　清洁剂：洗涤剂、消毒剂

3 清洁频率：

3.1 设备使用前后各清洁1次。

3.2 更换产品时进行清洁。

3.2 设备维修后进行清洁。

4 清洁方法：

4.1 生产前用清洁水擦拭设备各部位表面。

4.2 生产结束后用毛刷清除设备上的残留物等，将可拆卸下来的各部件拆卸下来进行清洁。

4.3 用清洁剂擦去设备的油污，然后用清洁水将设备擦拭干净。

5 购进的新设备首先在非生产区脱去外包装，用清洁布擦掉设备内外的灰尘后方可进入操作室。

6 每天清场、清洁后操作者在批生产记录上签字，QA检查员检查合格后签字确认，贴挂“已清洁”标识卡，并填写清场记录。

（三）生产现场卫生管理

为防止药品被污染，生产操作应采取以下措施；生产前检查、操作过程控制、生产后清场。

1. 生产前确认

工序在生产前，必须检查上批次生产的清场状态标识，确认操作间及设备、容器无上次生产遗留物，并确定环境、设备等生产材料清洁完好并在有效期内，经确认后允许进行生产作业。通过生产前的确认，能有效预防上次遗留物及清洁的污染。

2. 操作过程控制

生产过程严格遵守操作规程操作，严格按照规定方法、步骤、顺序、时间和操作人执行，并对生产过程控制点及项目按照规定频次和标准进行控制和复核。

在生产过程中，可能需要对部分物料进行暴露操作，这时必须防止物料及产品所产生的尘粒或生物体等引起污染和交叉污染。在生产过程中，每一车间或设备、容器标明产品或物料名称、批号、数量的状态标志。同一车间不能同时生产不同产品或同一产品不同批次的生产操作，避免药品之间的污染。对于洁净室的生产，采取准进制度，洁净度级别越高的洁净室，应准许进入的人数就越少，在洁净室内应减少活动，避免剧烈运动。生产过程中使用的工艺用水应根据产品工艺规程选用，工艺用水应符合质量标准，并定期检验。

3. 生产后清场

每一批次生产结束或一批的一个阶段完成后，我们要进行清场，清场内容包括物料清理、记录填写和清理、现场清洁和消毒，清场结果需另一个人复查确认。

生产后清场和清洁消毒是防止本批物料遗留至下批发生混淆，避免污染的重要措施。

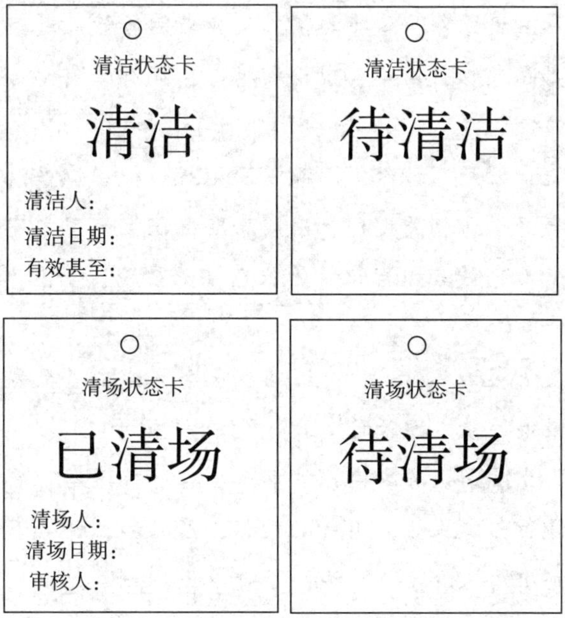

图1-4　仪器清洁状态标识和清场状态标识

相关法律法规

GMP 对药品生产工艺过程的一些规定

第一百八十八条 不得在同一生产操作间同时进行不同品种和规格药品的生产操作，除非没有发生混淆或交叉污染的可能。

第一百八十九条 在生产的每一阶段，应当保护产品和物料免受微生物和其他污染。

第一百九十条 在干燥物料或产品，尤其是高活性、高毒性或高致敏性物料或产品的生产过程中，应当采取特殊措施，防止粉尘的产生和扩散。

第一百九十一条 生产期间使用的所有物料、中间产品或待包装产品的容器及主要设备、必要的操作室应当贴签标识或以其他方式标明生产中的产品或物料名称、规格和批号，如有必要，还应当标明生产工序。

第一百九十二条 容器、设备或设施所用标识应当清晰明了，标识的格式应当经企业相关部门批准。除在标识上使用文字说明外，还可采用不同的颜色区分被标识物的状态（如待验、合格、不合格或已清洁等）。

第一百九十三条 应当检查产品从一个区域输送至另一个区域的管道和其他设备连接，确保连接正确无误。

第一百九十四条 每次生产结束后应当进行清场，确保设备和工作场所没有遗留与本次生产有关的物料、产品和文件。下次生产开始前，应当对前次清场情况进行确认。

第一百九十六条 生产厂房应当仅限于经批准的人员出入。

第一百九十七条 生产过程中应当尽可能采取措施，防止污染和交叉污染，如：

（一）在分隔的区域内生产不同品种的药品；

（二）采用阶段性生产方式；

（三）设置必要的气锁间和排风；空气洁净度级别不同的区域应当有压差控制；

（四）应当降低未经处理或未经充分处理的空气再次进入生产区导致污染的风险；

（五）在易产生交叉污染的生产区内，操作人员应当穿戴该区域专用的防护服；

（六）采用经过验证或已知有效的清洁和去污染操作规程进行设备清洁；必要时，应当对与物料直接接触的设备表面的残留物进行检测；

（七）采用密闭系统生产；

（八）干燥设备的进风应当有空气过滤器，排风应当有防止空气倒流装置；

（九）生产和清洁过程中应当避免使用易碎、易脱屑、易发霉器具；使用筛网时，应当有防止因筛网断裂而造成污染的措施；

（十）液体制剂的配制、过滤、灌封、灭菌等工序应当在规定时间内完成；

（十一）软膏剂、乳膏剂、凝胶剂等半固体制剂以及栓剂的中间产品应当规定贮存期和贮存条件。

第一百九十八条 应当定期检查防止污染和交叉污染的措施并评估其适用性和有效性。

第一百九十九条 生产开始前应当进行检查，确保设备和工作场所没有上批遗留的产品、文件或与本批产品生产无关的物料，设备处于已清洁及待用状态。检查结果应当有记录。生产操作前，还应当核对物料或中间产品的名称、代码、批号和标识，确保生产所用物料或中间产品正确且符合要求。

第二百条 应当进行中间控制和必要的环境监测，并予以记录。

第二百零一条 每批药品的每一生产阶段完成后必须由生产操作人员清场，并填写清场记录。清场记录内容包括：操作间编号、产品名称、批号、生产工序、清场日期、检查项目及结果、清场负责人及复核人签名。清场记录应当纳入批生产记录。

第二百零二条 包装操作规程应当规定降低污染和交叉污染、混淆或差错风险的措施。

第二百零六条 有数条包装线同时进行包装时，应当采取隔离或其他有效防止污染、交叉污染或混淆的措施。

第二百零七条 待用分装容器在分装前应当保持清洁，避免容器中有玻璃碎屑、金属颗粒等污染物。

第二百一十三条 包装期间，产品的中间控制检查应当至少包括下述内容：

（一）包装外观；

（二）包装是否完整；

（三）产品和包装材料是否正确；

（四）打印信息是否正确；

（五）在线监控装置的功能是否正常。

样品从包装生产线取走后不应当再返还，以防止产品混淆或污染。

案例

“齐二药”事件的教训

2006年4月24日起，齐齐哈尔第二制药厂生产的亮菌甲素注射液导致13名患者死亡，另有2名患者受到严重伤害。检验查明，该批号亮菌甲素注射液中含有毒有害物质二甘醇。经卫生部、国家食品药品监督管理局调查，二甘醇是导致此次事件的元凶。经食品药品监管部门、公安部门联合查明，齐二药厂原辅料采购、质量检验工序管理不善，没有遵守GMP要求对物料进行合理评估的规定，购入和使用假冒的丙二醇作为涉案药品的辅料，最终导致严重后果。

“刺五加”事件的教训

2008年10月6日，国家食品药品监督管理局接到云南省食品药品监督管理局报告，云南省红河州6名患者使用完达山制药厂生产的两批刺五加注射液后出现严重不良反应，其中有3例死亡。药监部门随即对事件展开调查，对完达山制药厂的调查涉及药品原料采集、生产工艺、罐装储运等整个生产过程。10月14日，卫生部、国家食品药品监督管理局联合通报“刺五加注射液”不良事件调查进展。中国药品生物制品检定所检验初步结果显示，黑龙江省完达山制药厂生产的刺五加注射液部分批号的部分样品有被细菌污染的问题。调查显示，完达山药业公司库存的刺五加注射液被雨水浸泡，使药品受到细菌污染，后被更换包装标签并销售，酿成此次事故。

表1-9　某制药企业工艺卫生管理制度

题　目	工艺卫生管理制度			编码：WS-009-01	共2页
制　定	生产部	审　　核	生产部部长	批　　准	主管经理
制定日期		审核日期		批准日期	
颁发部门	行政部	颁发数量	10	生效日期	
分发单位	公司各部门、存档				

一、目　　的：为了规定药品在生产时，对一般生产区、控制区和洁净区的工艺卫生要求，特制定本制度。

二、适用范围：适用于生产、与生产有关的生产人员、管理人员和其他人员。

三、责 任 者：全体员工。

四、正　　文：

1　内容与要求

1.1　药品在生产过程中及前期原辅料处理过程中，必须保证清洁卫生。换班前后，均需彻底清洁，做到玻璃透亮，墙壁、门窗、工作台无尘埃、杂物，地面无杂物，无积水，设备洁净。

1.2　生产场所禁止吸烟，禁止进食，非生产用品不得带入生产现场，不得利用生产设施洗涤、烘烤、晾晒其他与生产无关的物品。

1.3　进入生产现场，必须穿戴有相应卫生要求的工作衣、帽、鞋、口罩，同时摘掉身上所佩戴的饰品，不准穿戴工作衣、帽、鞋不得进入生产现场。

1.4　直接接药品的操作人员，必须洗手、消毒、戴一次性手套。

1.5　职工要定期进行健康检查，凡患肠道传染病、传染性肝炎、活动性肺结核、化脓性或渗出性皮肤病者，应主动报告，不得从事直接接触药品的工作。

1.6　各工序调换品种时，必须严格执行清场制度，保证容器、机械设备、包装物料、场地清洁，经清场确认无误后，方可进行下一工序的生产。

1.7　包装使用的包装材料，必须清洁干燥，不得有杂物、灰尘、霉烂、虫蛀鼠咬等。

1.8　原辅料进入车间，均应集中在原料暂存间，按品种规格堆放整齐，封闭保存，并有领、发、核对手续，桶、袋清洁，有专人负责管理。

1.9　凡药材处理后，不论转移到任何岗位必须有干净的器具包装，严防污染。

2　检查

2.1　车间技术人员每日检查一次，并记录，进行考核。

2.2　生产部指定专人定期检查生产区的工艺卫生，洁净程序。指定专人检查生产区的清洁、消毒情况。检查后记录并签字。

2.3　生产部有关人员定期对各车间的工艺卫生进行抽查，并对其进行考核。

四、人员卫生管理

药品生产企业应建立生产部门和质量管理部门，明确各级部门和人员的职责。组织机构和人员是组成企业的有机体，企业是依靠各部门和人员执行既定的职责而动作，人则是具体的执行者。因此，我们这里所讲的人，不仅仅是讲我们企业的员工，同时包括企业的组织机构。制药企业的员工是药品生产过程中与药品接触最直接、最频繁的人员，所以，人员卫生直接关系到药品的卫生。而制药企业中的组织机构是开展GMP工作的载体，也是GMP体系存在及运行的基础。

表1-10　制药企业中各部门与制药卫生的关系

组织机构	生产部	质量部		仓储物流部	工程部	销售部	行政部	财务部
		QA	QC					
卫生管理	密切	密切	密切	密切	密切	相关	相关	无关

从表1-10中可以看到，在制药企业中的，几乎每个部门都会和制药卫生相关，作为部门、企业中的一员，员工是制药卫生管理中一个重要因素，员工的一切活动都决定着药品的质量。

相关法律法规

在GMP中对人员卫生管理进行了相应规定

第二十九条　所有人员都应当接受卫生要求的培训，企业应当建立人员卫生操作规程，最大限度地降低人员对药品生产造成污染的风险。

第三十条　人员卫生操作规程应当包括与健康、卫生习惯及人员着装相关的内容。生产区和质量控制区的人员应当正确理解相关的人员卫生操作规程。企业应当采取措施确保人员卫生操作规程的执行。

第三十一条　企业应当对人员健康进行管理，并建立健康档案。直接接触药品的生产人员上岗前应当接受健康检查，以后每年至少进行一次健康检查。

第三十二条　企业应当采取适当措施，避免体表有伤口、患有传染病或其他可能污染药品疾病的人员从事直接接触药品的生产。

第三十三条　参观人员和未经培训的人员不得进入生产区和质量控制区，特殊情况确需进入的，应当事先对个人卫生、更衣等事项进行指导。

第三十四条　任何进入生产区的人员均应当按照规定更衣。工作服的选材、式样及穿戴方式应当与所从事的工作和空气洁净度级别要求相适应。

第三十五条 进入洁净生产区的人员不得化妆和佩带饰物。

第三十六条 生产区、仓储区应当禁止吸烟和饮食，禁止存放食品、饮料、香烟和个人用药品等非生产用物品。

第三十七条 操作人员应当避免裸手直接接触药品、与药品直接接触的包装材料和设备表面。

表1－11 某制药厂员工卫生健康检查制度

题 目	个人卫生健康检查制度			编码：	共1页
制 定	生产部	审 核	生产部部长	批 准	主管经理
制定日期		审核日期		批准日期	
颁发部门	行政部	颁发数量		生效日期	
分发单位	公司各部门、存档				

一、目 的：为了规定的个人卫生健康检查内容与要求，便于进行个人卫生管理，特制定本制度。

二、适用范围：适用于个人卫生健康检查管理。

三、责 任 者：行政部主任及全体员工。

四、正 文：

1. 员工进厂必须有体检证明，无重大疾病或传染病者可以录用，特别是直接从事生产人员，每年一次体检。检查出患有可能污染或影响兽药产品质量的疾病（传染病、精神病，药物过敏、皮肤病）的员工应主动报告，不得继续工作，痊愈后才能继续上岗。

2. 建立员工健康档案，掌握每个员工的健康情况。

3. 如果有刻意隐瞒病情的，患病不报的，仍继续从事直接接触物料生产，一旦发现，勒令其停止工作，接受处理，然后视情况调离本岗位。

表 1-12　人员活动与微生物的关系

	飞沫、微粒等	携带病菌的飞沫、微粒
大声说话 1min	100 ~ 500	50 ~ 100
一次咳嗽	1000 ~ 10 000	200 ~ 1000
一次喷嚏	100 000 ~ 1000 000	10 000 ~ 500 000

表 1-13　人员对洁净区的微生物污染

	着衣种类	测定日期	细菌数/100cm^2
上衣	内侧	使用 5 日后	300
	外侧	使用 5 日后	200
裤子	内侧	使用 5 日后	450
	外侧	使用 5 日后	70
帽子	内侧	使用 5 日后	100
	外侧	使用 5 日后	150
口罩	内侧	使用 1 日后	22000
	外侧	使用 1 日后	100
袜子	内侧	使用 1 日后	30000
	外侧	使用 5 日后	2800

生产人员是药品生产中重要的环节，生产人员卫生也是污染药品风险最大的环节，所以，在制药企业从事药品生产时，生产人员一定要强化个人卫生意识，认真履行 GMP 及企业的相关要求，保证药品的质量安全。作为职业院校在校大学生，作为制药行业的未来从业者，虽然我们现在身处的校园对卫生的要求达不到制药企业的标准，但是我们不仅不能放松认识，不重视卫生行为，反而更要在这几年有限的时间中，对卫生严格要求，在思想上认识卫生的重要性，在行动上培养良好卫生行为习惯，有意识的按照 GMP 的要求去规范自己的行为，把自己打造成一个具有良好职业素养的准职业人。相信，等到毕业时，我们进入企业后能够很快适应企业对卫生的要求，成为一名卫生合格的工作者。

表 1－14　GMP 对人员的要求

GMP 的要求	在企业中如何去做	在学校中如何去做
第 29 条	参加企业关于员工卫生的培训，落实培训内容，最大限度的减少个人卫生污染药品的风险	接受学校关于个人卫生的教育，养成良好个人卫生习惯，认真进行教室、实验室、实训基地、宿舍的值日，自觉保持卫生
第 30 条	正确理解并认真执行人员卫生操作规程	练习更衣、洗手等人员卫生操作规程，养成良好卫生习惯及职业着装习惯
第 31 条	参加健康检查	参加学校体检，积极进行体育锻炼
第 32 条	自身健康出现不适宜从事本岗工作的情况时，主动上报，履行换岗、调岗等手续	因患病不能正常上课，或患有重大传染性疾病时，要及时与相关老师取得联系，履行病假手续
第 33 条	不经允许不擅自进入除自己工作区以外的工作区	不乱窜教室、实验室等教学场所，不乱窜乱住宿舍
第 29 条	按照规定穿着合适的工作服	进入教学区域注意仪表着装，不穿与教学场所、学生身份不符的服装，进入实验室、实训基地穿着实验服
第 35 条	不化妆，不佩戴饰物，或进入洁净区前摘掉饰物	在教室、实验室、实训基地上课时不化妆，不佩戴饰物，不接打手机
第 36 条	不在生产区域、仓储区域内吸烟、饮食，不存放食品、饮料、香烟和其他不允许的物品	不在教室、实验室、实训基地、宿舍内吸烟，不在教室、实验室、实训基地饮食及存放香烟、食品等其他不允许的物品
第 37 条	避免裸手接触药品，按要求穿戴工作服或佩带手套	按实验室、实训基地或课程、实验要求佩带手套，不直接裸手接触实验药品或实验器具设备

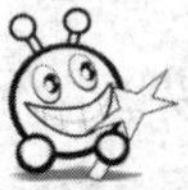

想一想

1. 从自身角度出发，思考讨论个人与制药卫生的关系。
2. GMP 对制药企业卫生有哪些规定？
3. 查阅药品安全事件，分析讨论事件原因及预防措施。

任务二　洁净区作业

一、洁净度与洁净级别

（一）洁净度的概念与等级的划分

洁净度指洁净空气中空气含尘（包括微生物）量多少的程度，环境中空气洁净度级别是以每立方米空气中的最大允许粒子数来确定其空气洁净度等级。

现行中国 GMP（2010 版）将无菌药品的生产所需的洁净区分为 4 个级别：

A 级：高风险操作区，如灌装区、放置胶塞桶和与无菌制剂直接接触的敞口包装容器的区域及无菌装配或连接操作的区域，应当用单向流操作台（罩）维持该区的环境状态。单向流系统在其工作区域必须均匀送风，风速为 0.36～0.54m/s（指导值）。应当有数据证明单向流的状态并经过验证。在密闭的隔离操作器或手套箱内，可使用较低的风速。

B 级：指无菌配制和灌装等高风险操作 A 级洁净区所处的背景区域。

C 级和 D 级：指无菌药品生产过程中重要程度较低操作步骤的洁净区。

（二）各等级对每立方米悬浮粒子最大允许数的要求

中国 GMP（2010 版）在对洁净区要求中规定对于药品的生产须符合相应的洁净度要求，包括达到“静态”和“动态”的标准，并且每种标准对其每立方米悬浮粒子最大允许数是不同的，这和 ISO14644－1 国标准是不相同的。新 GMP（2010 版）与旧 GMP（1998 版）相比级别的表示方法发生了变化并且加入了动态，所以洁净程度的要求变的更高。

所谓动态是指：检测区域正在生产或是有人操作的检测。静态是指：检测区域未生产或无人操作时的检测。

表 1－15　中国 GMP（2010 版）悬浮粒子的限度标准

洁净度级别	悬浮粒子最大允许数/立方米			
	静态		动态	
	≥0.5μm	≥5.0μm(2)	≥0.5μm	≥5.0μm
A 级	3520	20	3520	20
B 级	3520	29	352000	2900
C 级	352000	2900	3520000	29000
D 级	3520000	29000	不作规定	不作规定

表1-16　中国GMP（1998版）与ISO 14644-1标准

悬浮粒子最大数/立方米					
中国GMP（1998版）			ISO 14644-1		
	静态				
洁净级别	0.5μm	5.0μm	洁净级别	0.5μm	5.0μm
—	—	—	4.8	—	20
100级	3500	0	5	3520	29
—	—	—	6	35200	293
10000级	350000	200	7	352000	2930
100000级	3520000	20000	8	3520000	29300
300000级	10500000	60000	—	—	—

（三）中国GMP（2010版）与ISO 14644-1国际标准的换算

在工作中，常会用到中国GMP（2010版）与ISO 14644-1国际标准的换算，在ABCD体系中，A级静态和动态都等同于ISO4.8级，即A级是按照动态来要求的。从B级开始，静态和动态之间差一到二个级别。B级静态为ISO5，动态ISO7，C级静态ISo7，动态ISO8，到了D级，级别已经比较低，因此没有动态要求，只有静态要求为ISO8。如果要把百级换算成ISO体系，等同于ISO5，万级等同于ISO7，十万级等同于ISO8，三十万级在国外没有采纳。但是旧版GMP的洁净间概念与新版之间无法去等同，正如上面说的，ABCD是包含动态要求的，不能简单地说百级等同于A级，原来厂房的百级设备很难达到A级的。旧版的要求只是静态，这样一来管理要求就差了不少。如果工作中需要换算建议用ISO来换算，这样就更加科学客观了。

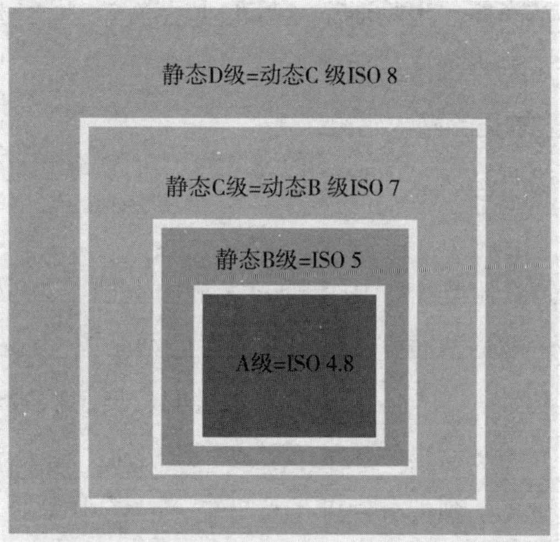

图 1-5 ISO 与中国 GMP（2010 版）换算

二、洁净区

（一）洁净区的定义与分类

1. 洁净区的定义

需要对尘粒及微生物含量进行控制的区域（房间），其建筑结构、装备及其使用均具有减少该区域内污染源的介入、产生和滞留的功能。洁净区应定期监测温度、湿度和静压差、沉降菌、浮游菌、悬浮粒子、风速。

2. 洁净区的分类

（1）按洁净度级别划分为：A、B、C、D 四个级别。D 级为最低级别。

（2）按气流组织分，洁净室可分为三类。

①单向流（层流）洁净室：沿单一方向呈平行流线并且横断面上风速一致的气流。其中与水平面垂直的单向流是垂直单向流，与水平面平行的单向流是水平单向流。

②乱流（非单向流）洁净室：凡不符合单向流定义的气流的洁净室。

③混合流洁净室：单向流和非单向流组合的气流的洁净室。

（3）按照洁净室所需控制的空气中悬浮微粒的类别，可将洁净室分为工业洁净室和生物洁净室。工业洁净室主要控制参数是温度、湿度、风速、气流组织、洁净度。生物洁净室与工业洁净室一样，所不同的是控制参数中增加了控制室内细菌的浓度。

（二）洁净区常见的两大污染

粒尘和微生物是洁净区中常见的污染源。

1. 尘粒

尘粒是指悬浮在空气中的固体颗粒。洁净室内尘粒主要来源：外界、生产过程、人。一般的洁净室内，人是最大的污染源，约占80%。主要是人体把外界的尘粒带入，人体本身散发大量的皮屑、衣服也带进尘粒。人在自然活动时，人体散发出的热量可形成一股热流，使大于0.3μm的微小粒子扩散，扩散量可达到每分钟近千百万粒。粒子中大部分是10~300μm的皮屑。粒子由衣服、皮肤、头发、嘴巴、鼻腔及化妆品等途径往外散发，粒子污染了洁净室。

2. 微生物

微生物是一个庞大微观世界生物群体的总称。体型微小，结构简单，数量多，分布广。药品生产过程中存在的微生物来源有空气、工艺用水、人员、物料、厂房设备。空气的微生物来自灰尘微粒、人的皮肤与衣服，以及谈话、咳嗽、打喷嚏等造成飞沫。工艺用水中各类水不管怎样仔细蒸馏或过滤，总会含有一定量的可溶性有机物和盐类会滋生微生物。在人员方面，凡是人体体表皮肤与外界相通的腔道均存在不同种类的微生物，其中有些微生物可以长期寄居在人的体表、皮肤和黏膜上。另外，原辅料可能将大量的微生物带入到药物制剂中：这些污染来源于动物的原料药或辅料、植物的原料药等。最后，厂房建筑物的内表面，以及设备表面、容器内外表面等，都可能是微生物寄生存的地方，也会存在着污染。

三、清洁验证概述

（一）清洁验证的定义

在药品生产的每道工序完成后，对制药设备进行清洗是防止药品污染和交叉污染的必要手段。产品生产后，总会残留若干原辅料和微生物。微生物在适当的温湿度下以残留物中的有机物为营养可大量繁殖，产生各种代谢物，从而大大增加残留物的复杂性和危害程度。显然，如果这些残留的原辅料、微生物和其代谢产物进入下批生产过程，必然对下批产品产生不良影响。因此，必须通过清洗将这些污染源从药品生产的循环中除去。严格地讲，绝对意义上的、不含任何残留物的清洁状态是不存在的。在制药工业中，清洁的概念就是指设备中各种残留物（包括微生物及其代谢产物）的总量低至不影响下批产品的规定的疗效、质量和安全性的状态。而清洁验证就是通过科学的方法采集足够的数据，以证明按规定方法清洁后的设备，能始终如一地达到预定的清洁标准。

（二）清洁方法的制定

1. 清洁方式与清洁规程

（1）工艺设备的清洁，通常可分为手工清洁方式和自动清洁方式，或两者的结合。手工清洁方式的特征是主要由人工持清洁工具，按预定的要求清洗设备，根据目测确定清洁的程度，直至清洁完成。自动清洁方式的特点是由自动化的专门设备按一定的程序自动完成整个清洁过程的方式。

（2）从保证清洁重现性及验证结果的可靠性出发，清洁规程至少应对以下方面作出规定。

①清洁开始前对设备必要的拆卸要求和清洁完成后的装配要求。

②所用清洁剂的名称、成分和规格。

③清洁溶液的浓度和数量。

④清洁溶液的配制方法。

⑤清洁溶液接触设备表面的时间、温度、流速等关键参数。

⑥淋洗要求。

⑦生产结束至开始清洁的最长时间。

⑧连续生产的最长时间。

⑨已清洁设备用于下次生产前的最长存放时间。

2. 清洁验证方案的提出

（1）确定参照物质　在一定意义上，清洁的过程是个溶解的过程，因此，通常的做法是从各组分中确定最难清洁（溶解）的物质，以此作为参照物质。通常，相对与辅料，人们最更关注活性成分的残留，因为它可能直接影响下批产品的质量、疗效和安全性。因此活性成分的残留限度必须作为验证的合格标准之一。以复方18氨基酸注射液为例，它有18种氨基酸，均为活性成分。其中最难溶解的为胱氨酸，仅微溶于热水，因此可将其作为最难清洁物质。这样一来，清洁验证就找到了残留的“参照物”而用不着为其他易溶组分操心。

（2）确定最难清洁部位和取样点　在讨论如何确定最难清洁部位前，首先应当对清洗的机制有所了解。常规的清洗过程可从清洗液对残留物的作用角度大致分为溶解、乳化和化学反应等不同的机制。在清洗过程中，必须使清洁剂在运动中与残留物接触，清洁剂与残留物的相对运动从宏观上可分解为垂直方向和水平方向的运动。相对垂直的运动可将已溶解的物质迅速带离溶质表面，而水平方向的相对运动根据流体力学的基本原理，可分为层流和湍流两类情况。

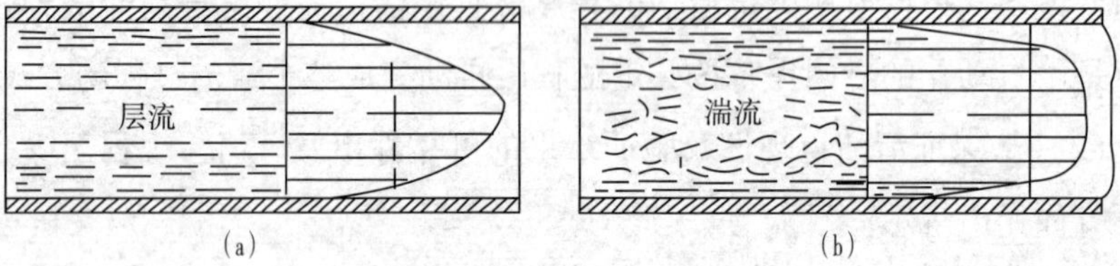

图1－6　层流与湍流

层流指流体在导管中流动时，所有质点均沿着与管轴平行的方向流动。此时流体的速度在管道轴心处的速度最大，自轴心至管壁速度逐渐减以至等于零。由此可以推断，如果清洁剂在待清洗设备中形成了层流，会很迅速地在残留物表面形成一稳定的饱和溶液层，残留物的溶解速度会急剧下降，这与静止状态下的溶解过程非常相似，从而清洁效率也随之明显下降。因此在清洁中应避免层流的产生。

流体以湍流形式流动时，虽然宏观上流体沿管道向一个方向流动，但从微观上看各质点的运动速度在大小和方向上都随时发生变化。总有部分质点的运动方向相对垂直于管轴或管壁。这样残留物表面再也不会形成稳定的饱和层，溶解的速度就大大提高了，清洁的效率也随之提高。

管径较大的部位或管径由小变大的部位，相对容易发生层流，较难被清洁。对有多根平行管道尤其是管径不同的系统，因各管道的流速变化、流量分配各不相同，通常将这些部位列为较难清洁的部位。

总之，凡是死角、清洁剂不易接触的部位如带密封垫圈的管道连接处，压力、流速迅速变化的部位如有歧管或岔管处、管径由小变大处、容易吸附残留物的部位如内表面不光滑处等，都应视为最难清洁的部位。

（3）确定残留物限度

①残留物浓度限度 10×10^{-6}　将残留物浓度限度定为 10×10^{-6} 多为发达国家生产液体制剂如溶液、乳剂等剂型的企业采用。其要求是规定由上一批产品残留在设备中的物质全部溶解到下一批产品中所致的浓度不得高于 10×10^{-6}。对液体制剂而言，这就是进入下批各瓶产品的残留物浓度。

②生物学活性的限度——最低日治疗剂量的 1/1000　依据药物的生物学活性数据——最低日治疗剂量（minimum treatment daily dosage，MTDD）确定残留物限度是制药企业普遍采用的方法。从确保安全的角度出发，一般取最低日治疗剂量的 1/1000 为残留物限度的计算出发点。其依据是任何药物上市前都必须通过临床试验取得使用剂量的数据，上市后也必须不断跟踪其使用效果和临床副作用，从而确定对大多数人适用的发挥预期治疗作用的剂量范围。在该剂量范围的下限（即最低日治疗剂量）以下，也还会产生一些生理活性。特别是对某些特别敏感的病人，产生活性或副作用的剂量可能低于 MTDD 很多倍。不同药物，不同人群的个体差异是不同的。根据临床药理学、毒理学和临床应用的观察统计，极少或基本未见药物个体差异达到 1000 倍的报道，也就是说，对于非常敏感的病人，如果服用了 MTDD 的 1/1000，也不会由此产生药理反应。这样就符合了 GMP 足够安全的理念。因此高生物活性药物宜使用本法来确定残留物限度。

③肉眼观察限度——不得有可见的残留物　清洁规程中都要求在清洁完成或某些步骤完成后检查不得有可见的残留物。

④残留溶剂的限度标准　药品生产和清洁中可能用到除水外的有机溶剂。在下批生产中允许的溶剂残留浓度不应超过初始溶剂浓度的 0.5%。

⑤微生物污染控制标准　微生物污染水平的制定应满足生产和质量控制的要求。发达国家 GMP 一般明确要求控制生产各步的微生物污染水平，

尤其对无菌制剂，产品最终灭菌或除菌过滤前的微生物污染水平必须严格控制。如果设备清洁后立即投入下批生产，则设备中的微生物污染水平必须足够低，以免产品配制完成后微生物项目超标。微生物的特点是在一定环境条件下会迅速繁殖，数量急剧增加。而且空气中存在的微生物能通过各种途径污染已清洁的设备。设备清洗后存放的时间越长，被微生物污染的几率越大。因此企业应综合考虑其生产实际情况和需求，自行制定微生物污染水平应控制的限度及清洗后到下次生产的最长贮存期限。

(3) 取样方法

①最终淋雨取样　分别按照微生物检验样品和化学检验样品的取样规程收集清洁程序最后一步淋洗即将结束时的水样。也可在淋洗完成后在设备中加入一定量的工艺用水，用量必须小于最小生产批量，使其在系统内循环后在相应位置取样。

②擦拭取样　用一根末端带有一种惰性材料（通常是药棉或类似物）的取样棒按要求对取样出进行擦拭。然后将药签放入试管并旋紧密封，送至试验室进行检测。

③空白批发　空白批法是指生产一个空白批然后检测前批产品在其中的残留。此法应与淋洗和（或）擦拭取样结合使用。

(4) 验证方法　清洁验证方案可有多种形式，其共性是必须体现方案韵科学性。一般而言应当包含的内容有。

①目的　明确待验证的设备和清洁方法。

②清洁规程　待验证的清洁方法的 SOP 即清洁规程应当在验证开始前确定下来，在验证方案中列出清洁规程以表明清洁规程已经制定。

③验证人员　列出参加验证人员的名单，说明参加者所属的部门和各自的职责，对相关操作人员的培训要求

④确定参照物和限度标准　在本部分应详细阐述确定参照物的依据，确定限度标准的计算过程和结果。一般可将相关设备列表，计算总表面积、特殊表面积；将相关产品列表，列入主要活性成分及其相关物理化学性质、MTDD 值等，确定参照物质，计算限度标准。

⑤检验方法学　本部分应说明取样方法、工具、溶剂，主要检验仪

器，取样方法和检验方法的验证情况等。

⑥取样要求　用示意图、文字等指明取样点的具体位置和取样计划，明确规定何时、何地、取多少样品，如何给各样品标记。这部分的内容对方案的实施和保证验证结果的客观性是至关重要的。

⑦可靠性判断标准　在本部分，应规定为证明待验证清洁规程的可靠性，验证试验须重复的次数。一般起码连续进行3次试验，所有数据都符合限度标准方可。

四、洁净度验证

（一）洁净度的测定的分类

测定可分为空态、静态和动态。空态是指洁净室已竣工，空调系统已处于正常运行状态，试验调整工作结束并符合要求，室内无生产设备和工作人员状态下进行的测定。静态是指空调系统已处于正常运行状态，试验调整工作结束并符合要求，室内生产设备已安装，无工作人员状态下进行的测定。动态是指洁净室已处于正常生产状态下进行的测定。

（二）洁净工工作区空态或静态条件下的空气洁净度测定内容

（1）测点布置　在工作区内选择具有代表性的测点。同时为了便于对空气洁净系统的洁净效果进行技术分析，还应在回风口、走廊及室外布置测点。

工作区测点的布置一般距离地面0.8～1m为宜。测点个数与位置要按相关要求进行。

（2）采样和采样量　洁净度测量中，采样和采样量直接影响测定结果的准确性。

①采样　所用的采样管必须处理干净，与粒子计数器和采样器连接处必须严密无渗漏。

②采样量　不同洁净度级别的洁净室，其采样量是不同的，采样量涉及到粒子计数器的采样量和采样时间，关键是粒子计数器的采样速率。不同级别的洁净室每次采样的最小采样量应符合相关规定。

（3）洁净度的测定

①测定人员的人身净化　进入洁净室进行洁净度级别测定的人员不能超过3人，并防止将人身上各部位沾染和附着的灰尘带入洁净室，影响测定的准确性，测定人员进入洁净室前必须严格遵守洁净室的使用规则，按设计要求的人身净化程序进行更衣、换鞋、戴帽等，并经过空气吹淋室吹淋后才能进入洁净室。

②洁净度等级的确定　测定前首先按粒子计数器使用说明的技术参数调整至正常状态，按布置的测点和规定的采样量逐点进行采样测定。在粒子计数器稳定状态下对一个测点进行3次采样测定，将所测的含尘浓度取其平均值作为该点的实测值。为了减少测定人员对测定结果的影响，测定人员应远离测点的下风侧，防止由于测定人员占据的空间位置，而影响正常的气流组织。

(4) 洁净度级别的评定　洁净室各测点含尘浓度测定后，应进行洁净度级别的评定，以衡量所测定的结果能否达到设计的级别。

五、人员作业要求

（一）制药车间洁净区人员的管理

(1) 根据生产操作室的面积，风流量计算，规定每个岗位的定员人数，不得超员。

(2) 洁净区仅限于本区工作人员和经批准的人员进入。

(3) 非洁净区工作人员因工作需要进入洁净区，药厂领导、生产部长、工艺员、质量管理部部长、质监员和取样员、工程部长及设备维修人员在车间值班室登记后即可进入。其他人员到生产部办理批准手续，才能进入洁净区。

(4) 外来参观人员进入洁净区，须经生产部批准，由生产部或生产车间派熟悉洁净区进入程序及有关制度的人员陪同。

(5) 进入洁净区人员，本企业人员应经过洁净知识培训，外来人员由车间指定人员对其讲解洁净知识后方可进入。外部进入洁净区人员，每次不超过5人。

（二）常见制药厂房洁净区清洗

（1）清洁位置：台面、地面、墙面、把手等。

（2）清洁频度：操作前、操作后、每两周最后一个工作日。

（3）清洁工具：水桶、拖布、毛刷、海绵、清洁巾、橡胶手套等。

（4）清洁剂：取洗涤剂加纯化水配成适宜浓度摇匀即可。

（5）消毒剂（每月轮换使用）：5%甲酚皂溶液：取甲酚皂液加纯化水适量配成5%溶液；0.2%新洁尔灭溶液：取新洁尔灭适量加纯化水配制成0.2%溶液，摇匀即可；75%酒精溶液：取95%乙醇加纯化水稀释成75%溶液，摇匀即可。

（6）清洁方法：

①用纱布蘸清洁剂擦拭台面、把手，再用消毒剂消毒。

②用拖布蘸清洁剂擦拭墙面，再用消毒剂消毒。

③用拖布蘸清洁剂擦拭地面，再用消毒剂消毒。

④桌面、墙面、地面用蒸馏水清洗两边。

⑤最后用注射用水清洗一遍。

⑥空气消毒：洁净室清洁、消毒后，打开层流净化台，使其开始运转，开启层流净化台紫外灯及洁净室紫外灯照射消毒30min，关闭紫外灯后，方可进行操作。

（三）上岗前双手清洗程序

（1）用流水充分润湿双手直到腕部。

（2）以5ml洗涤剂均匀涂布于双手润湿部位，并反复揉搓2～3min以上。

（3）用流水将两手污物及泡沫冲洗干净。

（4）在干手器下吹干两手。

（5）洗手后不得涂抹护肤用品。

（四）进入各洁净区更衣程序

（1）操作人员进入厂房，换鞋（或戴一次性鞋套），进入更衣室，将自己的衣服、鞋、个人物品等整齐地放在各自更衣柜内规定的位置上。穿工作服（白大褂）并洗手、烘干后，进入厂房控制一般洁净区。

（2）至车间门口，换鞋，将原来的鞋放入指定位置，穿洁净鞋进入更衣室。进入更衣室，脱去工作服，换洁净工作服进入高一级别的厂房操作区。

（3）至高危洁净区门口，在更衣室内取无菌衣袋，按帽子—衬衣—衬裤顺序，从上至下穿好，衬衣放于衬裤内，手消毒，更洁净拖鞋进入高危洁净操作区。

（五）进入车间后要求

（1）进入生产区后，应在本岗位所需区域内工作，不得串岗。

（2）搬运物料时，应按规定路线运送，不得穿越其他工作区域。

（3）保持自己的工作区域内干净、整洁。

（4）工作中尽量减少非生产要求的动作，避免剧烈动作（如快速跑动，直接在地面上推拉东西等）。

（5）不面对裸露的原辅料、半成品及待包装品谈话，甚至咳嗽，及其他可能污染药品的行为。

（6）不用裸手接触药品。

（7）凡需戴手套操作人员，除正常生产动作外，不应伸手乱摸设备及无关物料。

（六）作业时物料进出洁净区要求

1. 物料进入程序

（1）检查车间领料员所执领料凭证（如配制指令单、包装指令单等），必须经主管人员签字。

（2）检查仓库所发物料包装必须完好，有检验报告单和合格证。

（3）领料人与保管员必须核对实物，将原辅料送至车间指定位置码放，由收料人点收、发料、送料、领料人均应在领料单上签字。送料进车间时要走规定通道。

2. 物料进入车间要求

（1）车间对不合格的物料不得领用。

（2）仓库保管员对外包装未彻底清洁前不得进入洁净生产区，去掉物料的最外层包装再进入洁净区。

（3）剩余物料退库出洁净区时，应扎紧所装物料袋口、包装外壳上贴好品名、数量、批号、退库日期。

（七）作业时物品及工具进入洁净区要求

1. 物品进入程序

（1）进入的工具、仪器、零部件、设备等首先进行擦洗、除尘或除去外包装、消毒等必要的净化处理，并按规定程序进行清洁、消毒。

（2）送料进车间时要走规定通道。

2. 物品进入车间要求

（1）尽量减少使用不易清洁的凹陷或凸出的壁架和设备。

（2）清洁工具应干燥，防止生霉现象。清洁剂、消毒剂应替换使用，防止微生物产生耐药性。

（3）设有密闭的废弃放置点，放置点周围干净、无污渍、无洒漏。并按规定在工作后将其及时清除出洁净区。

（4）不设告示板、记事板，不得在墙壁粘贴无关布告、指示。

（5）工具、器具和容器不得随便送出洁净区外、所有再次进入的物品必须经过重新清洁、消毒，不允许物品随便进出。

（7）记录用的纸、笔需经洁净、消毒程序后方可带入。

（8）所有原辅料、药用包材必须除去外包装，同时清洁内包装表面，进入消毒。

六、洁净区的清场

（一）清场的定义

为了防止混药事故，各生产工序在生产结束、更换品种及规格或换批号前，应彻底清理及检查作业场所及所使用的设备和工器具。

（二）清场的要求

（1）要做到面无积灰、无结垢，门窗、室内照明灯、风管、封面、天关箱外壳无积灰，室内不得存放与生产无关的杂品。

（2）使用的工具、窗口应清洁无异物，无上次产品的遗留物。设备内外上次次生产遗留的药品，无油垢。

（3）非专用设备、管道、容器、工具应按规定拆洗或灭菌。

（4）凡直接接触药品的机器、设备及管道、工具、容器应每天或每批清洗或清理，而同一设备连续加工同一非无菌产品时，至少每周或每生产三批后要按清洗规程全面清洗一次。

（5）包装工序调换的品种时，多余的标签及包装材料应全部按规定处理。

固体制剂工序调换品种时一律调换烘布、布袋。

（三）做好清场记录

（1）清场工作应有清场记录，设备和作业场所分别在清场/使用卡填写，清场记录应包括工序（设备）名称、清场前产品的品名、规格、批号、清场日期、清场项目、清场情况、清场人、复核人等。

（2）清场结束后由QA人员检查核准并在清场/使用卡上签字后，才算清场结束。该卡作为下一个品种（或同一品种不同规格）的生产凭证附入生产记录。无批准清洁使用卡不得进行另品种或同一品种不同规格的生产。

技能训练

制药车间的卫生作业

一、训练目的

1. 深化理解卫生对制药行业的意义。

2. 熟悉GMP对制药企业卫生管理的内容。

3. 学习制药企业对环境卫生、生产工艺卫生、人员卫生的管理。

二、训练原理

制药企业卫生主要包环境卫生、生产工艺卫生和人员卫生三个方面，这些都直接关系到药品质量和药品安全性。在GMP中，对制药企业卫生做出了严格而明确的规定，以最大程度地降低药品被污染的风险。作为制药行业的一员，应当熟悉这些规定并在生产中严格执行。

三、实训材料

工作服、清洁剂、消毒剂、清洁工具、常见实验设备、硬纸卡、记号笔等。

四、实训步骤

1. 更换工作服，进入制药实训车间。

2. 熟悉制药实训车间内各工作室（车间）的布局位置、生产工作内容、卫生标准等情况。

3. 制作清场状态标识卡和设备状态标识卡。

4. 练习清场环节，对车间环境、工作台面、生产设备进行清洁。

5. 为清洁合格的设备挂上“已清洁”状态标识，为清场合格的工作车间挂上“已清场”状态标识卡，并填写记录。

五、实训思考

结合实训内容，思考这些工作与制药卫生的关系。除了这些工作，在制药企业中还需要做哪些卫生工作？

想一想

洁净度的分级是什么样的？何为空态、静态、动态？进入洁净区如何进行更衣？

任务三　制药用水

一、概述

水是药品生产中用量最大、使用最广的一种原料。天然水中含有各种盐类和化合物，溶有二氧化碳，还有胶体物质和腐殖质以及大量的非溶解物质，包括黏土、沙石、细菌、微生物、藻类等，以及排放的工业废水、溶解的废气和废渣等有害物质。因此，天然水不得直接用作制药用水，制药工艺用水要通过复杂的工艺才能制造出来。

制药生产企业的工艺用水主要是指制剂配制、使用时的溶剂、稀释剂及药品容器、制药器具的洗涤清洁用水。

制水是各种纯化手段的结合应用，既要受原水性质、用水标准与用水量的制约，又要考虑制水效率的高低、消耗的大小、设备的繁简、管理维护的难以和成本等。

在工厂生产中制药用水的设备从设计、材质的选择、制备过程、储存、分配和使用均符合 GMP 的要求。制水系统应该验证，并建立日常监控、检测和报告制度，有完善的原始记录备查。

二、洁净厂房给水排水系统

洁净厂房用水分为生活用水、生产用水和消防用水。给水系统包括生活，生产及消防给水系统、生产冷却水系统和软化水和纯水系统。对于使用过的水，还具有排水系统和废水处理系统。

三、工艺用水系统安装及处理

1. 工艺管路的安装

工艺管路的安装宜采用由顶棚穿越进入用水点（不宜由地面穿出），以避免工艺用水在管道中的滞留；循环回路不宜安装过低，进水管路安装也不宜过低，可能造成双向污染的风险；支管路要求零死水段，选用管路内表面要进行抛光。纯化水及注射用水管线常用材料是 PVC、304L、316L、321、PVDF，主要是考虑其化学惰性好，清洁容易，适用于各种温度条件，注射用水（WFI）系统管线几乎仅采用不锈钢材料，并要求管口熔接焊接或特殊处理。

2. 配管系统的化学清洗与防腐蚀处理

对于管路的清洗常用化学清洗法，先用浓度为 10% 的 Na_3PO_4 在 70℃下循环 30min（去污）、2% 浓度的硝酸在常温下循环 30min（除锈），然后自来水冲洗，再用无盐水冲洗至进出口 pH 相等，并对系统进行清洗消毒，降低内毒素。最后用纯蒸汽 121℃，30min 灭菌后使用。对于不锈钢管道的内壁钝化方法是采用 15% 的化学纯的硝酸、84% 的纯化水、1% 的氢氟酸，在 50～60℃温度下循环 15min，在不锈钢的表面形成一个“氧化铬”工艺保护层，再用无盐水再冲洗 30min，检查系统进出口 pH 相等为合格。

四、GMP 对制药用水制备装置的要求

（1）结构设计应简单、可靠、拆装简便。

（2）为便于拆装、更换、清洗零件，执行机构的设计尽量采用的标准化、通用化、系统化零部件。

（3）设备内外壁表面，要求光滑平整、无死角，容易清洗、灭菌。零件表面应做镀铬等表面处理，以耐腐蚀，防止生锈。设备外面避免用油漆，以防剥落。

（4）制备纯化水设备应采用低碳不锈钢或其他经验证不污染水质的材料。制备纯化水的设备应定期清洗，并对清洗效果验证。

（5）注射用水接触的材料必须是优质低碳不锈钢或其他经验证不对水质产生污染的材料。制备注射用水的设备应定期清洗，并对清洗效果验证。

（6）纯化水储存周期不宜大于 24h，其储罐宜采用不锈钢材料或经验证无毒，耐腐蚀，不渗出污染离子的其他材料制作。保护其通气口应安装不脱落纤维的疏水性除菌滤器。储罐内壁应光滑，接管和焊缝不应有死角和沙眼。应采用不会形成滞水污染的显示液面、温度压力等参数的传感器。对储罐要定期清洗、消毒灭菌，并对清洗、灭菌效果验证。

（7）制药用水的输送

①纯化水和制药用水宜采用易拆卸清洗、消毒的不锈钢泵输送。在需用压缩空气或氮气压送的纯化水和注射用水的场合，压缩空气和氮气须净化处理。

②纯化水宜采用循环管路输送。管路设计应简洁，应避免盲管和死角。管路应采用不锈钢管或经验证无毒、耐腐蚀、不渗出污染离子的其他管材。阀门宜采用无死角的卫生级阀门，输送纯化水应标明流向。

③输送纯化水和注射用水的管道、输送泵应定期清洗、消毒灭菌，验证合格后方可投入使用。

（8）压力容器的设计，须由有许可证的单位及合格人员承担，须按中

华人民共和国国家标准《钢制压力容器》（GB150－80）及“压力容器安全技术监察规程”的有关规定办理。

五、制药用水分类

制药用水分为饮用水（potable－water）、纯化水（purified water）、注射用水（water for injection）和灭菌注射用水（sterile water for injection）。

（1）饮用水：自来水公司供应的自来水或深井水，又称原水。不能直接用作制剂的制备或试验用水。

（2）纯化水：原水经蒸馏法、离子交换法、反渗透法或其他适宜的方法制得的制药用的水、不含任何附加剂，其中用离子交换法、反渗透法、超滤法等非热处理制备的纯化水又称去离子水。用特殊设计的蒸馏器用蒸馏法制备的纯化水又称蒸馏水。可作普通药物制剂的溶剂或试验用水，不得用于注射剂配制。

（3）注射用水：是以纯化水作为原水，经特殊设计的蒸馏器蒸馏，冷凝冷却后经膜过滤制备而得的水。可作为配制注射剂用的溶剂。

（4）灭菌注射用水：为注射用水依照注射剂生产工艺制备所得的水。用于灭菌粉末的溶剂或注射液的稀释剂。

六、制药用水用途及水质要求

（1）饮用水：在制药生产中饮用水主要是作为纯化水、医用水的原料；设备、容器、口服剂瓶子初洗；化学合成初始阶段用水；中药材、饮片清洗、浸润和提取等。

（2）纯化水：用于制备注射用水（纯蒸汽）的水源；非无菌药品直接接触药品设备、器具和包装材料最后洗涤水；注射剂、无菌药品瓶子的初洗；非无菌药品的配料，口服剂配料，洗瓶；非无菌药品原料精制等。

（3）注射用水：用于注射剂，无菌冲洗剂配料和溶剂；注射剂，无菌冲洗剂配料和溶剂最后洗瓶水；非无菌原料药精制；无菌产品及原料药直接接触药品包装材料最后精洗用水。

（4）灭菌注射用水：注射用灭菌粉末的溶剂或注射液的溶剂。

七、纯化水的工艺

制备纯化水需要去除水中的溶解离子，有机物，微粒，细菌，溶解氧（溶解气体）和二氧化硅等六类杂质。典型的纯化水制备系统是反渗透法制备注射用水，工艺流程是：原水→预处理→一级高压泵→第一级反渗透装置→离子交换树脂→二级高压泵→第二级反渗透装置→纯水。由于它操作工艺简单，除盐和除热源效率高，又比较经济，所以常被采用。

反渗透亦称逆渗透，是指借助一定的推力（如压力差、温度差等）迫使溶液中溶剂组分通过适当的半透膜从而阻留某一溶质组分的过程。和自然渗透方向相反，故称反渗透。作用原理是扩散和筛分。反渗透膜孔径很小，能去除滤液中的离子范围和分子量很小的有机物，如细菌、病毒、热源等。

离子交换树脂是借助于离子交换剂上的离子和水中的离子进行交换反应而除去水中离子的方法。离子交换装置主要作用是去除水中的阴、阳离子，达到脱盐的目的。离子交换树脂是一种化学合成的球状、多孔性的，具有活动性离子的高分子聚合体，不溶于水、酸、碱和有机物，但吸水后能膨胀，性能稳定。使用后，可经过再生处理，恢复其交换能力。

八、注射用水的工艺

注射用水为纯化水经蒸馏所得的水。蒸馏法对不发挥性的悬浮物、胶体、细菌、病毒、热原等杂质有很好的去除作用。为保证注射用水的质量，定期清洗与消毒注射用水制造与输送设备，严防内毒素产生。一般应在80℃以上保温、65℃保温循环或4℃以下的无菌状态下存放，并在制备12h内使用。注射用水可通过蒸馏法、反渗透法、超过滤器法等获得。按照《中国药典》和《药品生产质量管理规范》要求，注射用蒸馏水是由多效蒸馏水机生产的。

多效蒸馏水机是近几年国内广泛采用的制备注射用水的重要设备，其主要特点是耗能低、产量高、水质优。其主要结构由圆柱形蒸馏塔、冷凝器及一些控制元件组成。去离子水先进入冷凝器预热后再进入各效塔内。

一塔内去离子水经高压蒸汽加热（130℃）而蒸发，蒸汽经拉西环填料进入二效塔内，供作二效塔热源，经热交换后汇集于冷凝器，冷却成蒸馏水，二效塔内的去离子水经加热蒸发成蒸汽，进入三效塔，以同样的方式进行热交换与蒸发，蒸汽经拉西环填料后汇集于冷凝器冷却成蒸馏水。

九、水质在线监测

在线监测是指：通过装在生产线和设备上的各类监测仪表，对生产及设备状况进行连续自动检测。水质在线自动监测系统（on－line water quality monitoring system）是一个以在线分析仪表和实验室研究需求为服务目标，以提供具有代表性、及时性和可靠性的样品信息为核心任务，运用自动控制技术、计算机技术并配以专业软件，组成一个从取样、预处理、分析到数据处理及存贮的完整系统，从而实现对样品的在线自动监测。自动监测系统一般包括取样系统、预处理系统、数据采集与控制系统、在线监测分析仪表、数据处理与传输系统及远程数据管理中心，这些分系统既各成体系，又相互协作，以完成整个在线自动监测系统的连续可靠地运行。

表1－17　常规纯化水监测方案

内容部门	取样点	取样频率	检测项目
纯化水制水岗位日常监测	二级反渗透出水口	每2h一次	电导率
	总出水口	每2h一次	电导率
	总回水口	每2h一次	电导率
化验室日常检测	二级反渗透出水口	每周一次	理化、微生物
	总出水口	每周一次	
	总回水口	每周一次	
	各使用点	每月可轮流一次	

表1－18　常规注射用水监测方案

内容部门	取样点	取样频率	检测项目
注射用水制水岗位日常监测	蒸馏水机出水口	每2h一次	氨、氯化物、电导率、pH
	总出水口	每2h一次	氨、氯化物、电导率、pH
	总回水口	每2h一次	氨、氯化物、电导率、pH

续表

内容部门	取样点	取样频率	检测项目
化验室日常检测	蒸馏水机出水口	每周一次	理化、微生物、细菌内毒素
	总出水口	每周一次	
	总回水口	每周一次	
	各使用点	每月轮流一次	

示例

某制药厂纯化水的日常监控、在线监测及取样操作规程

目的：纯化水既用于生产，又用于清洁，因此应该制定一个日常监控、在线监测的标准程序，以保证纯化水的质量。

范围：适用于纯化水的日常监控及在线监测。

责任：制水人员、质控人员及实验员对执行本文件负责。

程序：

1. 纯化水的日常监控：质控人员负责定期对纯化水进行全项检测，检测合格后发放合格检

验报告单，出现不合格情况时，通知制水岗位立即整改，直至检测合格。

1.1　监控项目及标

按照中国药典加做微生物指标.

酸碱度：应符合规定，pH 5.0～7.0。

二氧化碳：应符合规定

氯化物：应符合规定

硫酸盐：应符合规定

钙盐：应符合规定

硝酸盐：≤0.00006%

亚硝酸盐：≤0.000002%

氨：≤0.00003%

不挥发物：≤0.001%

易氧化物：应符合规定

重金属：≤0.00005%

微生物指标：<100CFU/ml，大肠杆菌不得检出.

1.2　取样点：总出水口、总回水口、贮水罐、各使用点出水口。

1.3　取样时间和频率：每周全项检测总出水口、总回水口、贮水罐，各使用点每月轮换检测微生物限度1次，使用点每月不少于1次。

2. 制水岗位的在线检测：制水人员负责。

2.1　监测频次：纯化水贮罐15min左右取样检测，以后每2h监测1次。

2.2　监测点：总出水口、二级膜出口。

2.3　监测项目及标准：

电导率：≤2.0μS/cm

酸碱度：应符合规定

3. 取样方法：

3.1　化学项目的取样方法：将阀门打开，先放水2min左右冲洗取水口，容器荡洗至少3次后取样，盖好瓶塞，标明取样地点及时间。

3.2　微生物指标的取样方法：先用打火机或酒精灯将镊子头用火焰灼烧，然后夹住酒精棉球擦拭取样口3遍，将取样口完全打开，放水5～10min，排除管道内的积存死水。先放水2min左右冲洗取水口，用75%酒精棉球擦拭手和手指甲缝，擦拭灭菌后的带塞三角瓶外壁，打开瓶塞，特别注意瓶塞不能碰到任何物品和手掌，瓶塞不要远离取水口，瓶口对准取水口，让水直接落入瓶内，水不要装太满，盖好瓶塞，标上取样地点和时间。

4. 重新取样：个别取水点不合格，可重新取样。

4.1　在不合格点再取样1次，重新化验不合格的指标。

4.2　重测指标必须合格。

想一想

对纯化水的检测为什么要做电导率？

任务四　空气净化技术

空气中含有尘粒和微生物，这可能会对药品质量造成不良影响。为最大程度地减少以空气为介质对药品造成的污染，在制药企业中，应对空气进行净化。空气净化是制药卫生的重要环节，空气净化是指对空气采用综合性措施，除去其中的尘粒、微生物等可能会对药品造成污染的物质，以达到特定卫生要求。空气净化的任务是控制生产环境中空气中的尘粒和细菌的数目，以及适当的温度、湿度，防止对药品形成污染或造成影响。空气含尘浓度是空气净化程度的一项重要指标，它是指单位体积空气中所含粉尘的个数或重量，用个/L、个/m^3 或 mg/m^3 表示。

空气净化系统是构成洁净室的重要组成部分，对防止污染、维持洁净室洁净度至关重要。在生产过程中，要根据洁净室对空气洁净度的不同要求，使用不同效率的空气过滤器。初效过滤器使用成本较低，过滤效率也较低；高效过滤器使用成本较高，过滤效率也较高。在空气过滤器的使用中，为了减少成本而又获得达到卫生要求的空气时，可以将三种不同效率的空气过滤器联合使用，依次是初效过滤器、中效过滤器和高效过滤器。

对于一些对洁净度要求较高的生产工艺，如无菌操作，适合使用局部净化，可采用在设备上安装层流罩或使用超净工作台、无菌室等措施。

一、空气净化方法

空气净化方法主要有加热灭菌法、静电除尘法和介质过滤法。

（一）加热灭菌法

加热灭菌法是将空气加热至一定温度，并维持此温度一定时间，以杀灭空气中微生物的一种方法。加热灭菌法虽然能够杀灭微生物，但是不能除去空气中的尘粒，在使用范围上具有一定局限性，一般可用于发酵制药过程中无菌空气的制备。

（二）静电除尘法

静电除尘的原理是当空气通过高压直流电场时，会发生电离，产生的离子使尘粒和微生物成为载电体，从而使其被吸附到电极上。使用这种方法时，需要对电极进行定期清洁，以保证除尘除菌效率。静电除尘法对1μm的尘粒的捕集效率可达99%以上。

（三）介质过滤法

介质过滤法是制药企业净化空气的主要方法。按照介质过滤除尘除菌的机制不同，介质过滤可分为绝对介质过滤和深层介质过滤。

1. 绝对介质过滤

绝对介质过滤是介质的孔径小于尘粒及微生物大小，空气气流通过介质时，气体分子可以通过介质孔径，而尘粒及微生物则不能通过，被阻挡在介质外，从而使空气达到过滤净化。绝对介质过滤的介质通常是由超细纤维制成的微孔滤膜，如纤维素脂微孔滤膜、醋酸纤维素滤膜、聚四氟乙烯微孔滤膜等。这些滤膜的孔径为0.45μm或0.22μm。绝对介质过滤主要用于对卫生要求高的无尘、无菌洁净室的末级过滤。

2. 深层介质过滤

深层介质过滤是介质的孔径和介质纤维的直径都大于尘粒及微生物大小，空气气流通过介质时，尘粒和微生物都会进入到介质内部，而介质内部的纤维会阻碍气流的直线前进，使气流的速度和方向都发生改变，气流的这些变化会使其内部的尘粒、微生物与介质纤维产生一系列物理作用，如惯性碰撞作用、阻截作用、扩散作用、静电吸附作用等，从而使尘粒与微生物滞留在介质中，达到空气的过滤净化。

（1）惯性碰撞作用。当空气在介质内部因介质纤维的阻碍而改变前进方向时，气流容易改变方向，绕过纤维继续前进，但是尘粒和微生物由于惯性作用，不能及时改变运动方向，仍然保持原有的运动状态，就会撞击到纤维表面，尘粒与微生物和纤维发生摩擦黏附，滞留在纤维表面。

（2）阻截作用。介质内部纤维交错形成网格状，当网格的空隙小于尘粒和微生物大小时，尘粒和微生物便不能通过纤维网，被纤维网所拦截。

（3）扩散作用。颗粒很小的尘粒会在气流中作不停息的无规则运动，即布朗运动。布朗运动会增加尘粒与介质纤维接触的机会，从而使尘粒被滞留在介质内部。

（4）静电吸附作用。当空气在介质内部前进时，气流会和介质纤维发生摩擦，产生静电。而空气中的尘粒与微生物大多带有不同的电荷，所以，它们会被带相反电荷的介质纤维吸附，滞留在介质内部。

（5）其他作用。除以上四种作用外，还有重力沉降作用、分子间范德华力等作用也能够使尘粒和微生物滞留在介质内部，起到空气净化过滤的效果。实际上，在深层介质过滤中，多种机制同时发挥作用，只是其中一种或几种作用是主要的而已。深层介质过滤的介质通常是纤维状物或颗粒状物，如棉花、超细纤维玻璃纸和活性炭等。

二、空气过滤器

空气过滤器是空气过滤装置，一般用于洁净车间、无菌室的空气净化，以及无菌空气的制备。

按空气过滤器结构分类

把过滤介质填充进金属或木质的框架内组成一个单元过滤器。框架应坚固、防潮，在正常使用中不会变形、破裂。过滤介质与框架的接触要紧密，防止漏气，保证过滤效率。单元过滤器一般有板式、楔式、袋式和折叠式等形式。在使用时根据要求可将一个或多个单元过滤器安装到空气过滤箱内，置于通风管中，便可组成空气过滤系统。

1. 板式过滤器

板式过滤器是结构最简单，也是最常用的过滤器。把过滤介质填装到框架内，在框架两侧用金属网将过滤介质压紧形成板状。板式过滤器具有容尘量大，使用周期长的优点。

2. 楔式过滤器

使用平板状过滤介质，或先将过滤介质压紧成平板状，在把它们交错排列成楔状，就可构成楔式过滤器。

3. 袋式过滤器

先把过滤介质做成袋装，再装入框架内，就可构成袋式过滤器。将过滤介质做成袋状，可增大过滤器的迎风面，降低空气流速，提高过滤效率。

4. 折叠式过滤器

把膜状或较薄的过滤介质折叠成波纹状后装入框架内，再以分隔板夹在波纹状的介质之间，起到支撑“波纹”，保证“波纹”之间空隙的作用。将过滤介质做成波纹状，可增大过滤面积，降低空气流速，提高过滤效率。折叠式过滤器过滤效率高，对微米级尘粒有很好的过滤效果。

按空气过滤器效率分类

按照过滤效率，可将空气过滤器分为初效过滤器、中效过滤器和高效过滤器三类。

1. 初效过滤器

初效过滤器的过滤效率较低，是预过滤器，一般为板式或袋式结构。初效过滤器的过滤介质一般是粗、中孔泡沫塑料或无纺布等纤维材料，这些材料空气阻力小，空气在其中流通时速度较大，且这些材料易清洗易更换，便于初效过滤器的卫生管理。

2. 中效过滤器

中效过滤器的结构与初效过滤器相似，只是内部过滤介质不同，中效过滤器的过滤介质一般是中、细孔泡沫塑料、玻璃纤维、化学纤维、无纺布等材料。中效过滤器是在初效过滤器之后、高效过滤器之前使用。

3. 高效过滤器

高效过滤器是空气净化系统中三级过滤的末级装置，一般安装在洁净室送风口。高效过滤器的结构主要是折叠式空气过滤器，过滤介质通常采用超细玻璃纤维滤纸、超细石棉纤维滤纸等，这些介质的大部分纤维的直径都小于1μm，主要用于滤除小于1μm的尘粒。高效过滤器具有阻力大、过滤效率高、介质不可重复利用等特点，因此要在初效过滤器和中效过滤器对空气进行预先过滤后才能使用。

三、空气净化的级别

在制药企业，不同生产区域对空气洁净度级别的要求是不一样的，无菌室、洁净室对空气洁净度级别要求较高，而一般生产区域对空气洁净级别要求较低。按照对空气由低到高的净化程度，一般可分为一般净化、中等净化和超净净化三个净化级别。

（一）一般净化

一般净化主要针对空气的温度和湿度进行调节，通常采用初效过滤器滤除空气中颗粒较大（粒径大于 10μm）的尘粒，这是一种预先过滤，目的在于为后续的中等净化和超净化做准备，防止空气中颗粒较大尘粒堵塞中效过滤器和高效过滤器。

（二）中等净化

中等净化是在一般净化的基础上，对空气中含尘量进行调节，通常采用中效过滤器滤除空气中 1～10μm 的尘粒，中等净化是在一般净化之后、超净化之前进行，目的在于为后续的超净化做准备，在防止空气中颗粒较大尘粒堵塞高效过滤器的同时，也能够减轻高效过滤器的工作负担。

（三）超净净化

超净净化对空气中含尘量有严格要求，一般要经过初效过滤器、中效过滤器和高效过滤器的净化才能达到要求。

四、洁净室的空气净化

（一）洁净室对空气净化的要求

GMP 对洁净室空气净化做出了相应要求，概括起来主要为以下内容：

同洁净级别的洁净室应尽可能的安排在一起，不同级别的洁净室应由低洁净度向高洁净度安排，不同洁净等级之间应有 10Pa 的压差，相连洁净室之间应设有隔门，门的开启方向朝着低洁净级别的房间。洁净室的门要求密闭，人员和物料的进出口处要设有气闸。洁净室内应保持正压，进入洁净室的空气必须要经过净化，空气净化系统应连续运行，不得中断或时开始停。要定期检测洁净室内空气中的尘粒数和微生物数，检测结果应记录存档。

（二）洁净室的送风、气流形式和回风

1. 洁净室的送风

洁净室的送风主要有侧送风和顶部送风两种方式。

（1）侧送风。将送风口安装洁净室侧壁墙面或送风管，气流以单一的水平方向进入洁净室。

这类送风口类型较多，有格栅式、单层百叶送风口、双层百叶送风口和三层百叶送风口等类型。

（2）顶部送风。在洁净室顶部的送风口处安装散流器，散流器可以使气流从送风口向四周以辐射状射出，与室内空气充分混合。

2. 洁净室的气流形式

洁净室的气流形式对室内洁净度有直接影响，洁净室内的气流应减少涡流，避免将洁净室以外的污染带入，也要防止灰尘的二次飞扬，以减少灰尘微粒对生产的污染机会。根据不同洁净度的要求，应选择不同的层流形式。洁净空气进入洁净室后，气流形式有层流式、乱流式和复合式。

（1）层流式。气流以均匀的速度，沿着平等流线以单一方向在洁净室内通过。气流在进入洁净室后能很快形成稳定状态，气流在遇到人、物等发尘体时，产生的尘粒能够进入到气流中，随气流流出室外，而不会扩散到整个洁净室。层流式通常用于洁净度级别较高的洁净室。层流又可以进一步分为水平层流和垂直层流。水平层流式是气流从吹风口单方向吹出，以水平方式通过洁净室，流动到对边墙壁时由回风系统回风。垂直层流式是气流从吹风口单方向吹出，气流由上而下流动，流动到地面时由回风系统回风。垂直层流式便于工艺设备布置，自净能力强，但其造价较高。

（2）乱流式。乱流是指气流在洁净室内以不均匀的速度进行不平行的无规则的流动。乱流洁净室的洁净原理是依靠多次换气来实现室内洁净，随着送风气流不断进入，室内空气被不断稀释，空气中的污染物也被稀释。洁净室内的尘粒在乱流中不易被排出，因此，乱流通常用于洁净级别较低的洁净室。乱流洁净室的换气次数随洁净级别的不同而有所差异，如1000级洁净度要求43.5～55.3次/小时（规范是50次/小时），10000级洁净度要求 23.8～28.6 次/小时（规范是 25 次/小时）。换气次数越多，净化级别越高。

（3）复合式。复合式是将乱流式和层流式予以复合并用，可以为局部提供超洁净空气。

3. 洁净室的回风

洁净室的回风口一般置于室内墙下，可以通过回风口调节回风量，以控制室内气流。

想一想

在制药企业中，都有哪些空气净化方法？这些方法中，最常用的是哪一种方法？

模块二　环境微生物检查

学习目标

通过本项目的学习，了解微生物的分布和种类，掌握环境微生物检查的方法，作好环境微生物的监控操作，预防微生物的污染、保证药品质量有着重要的实际意义。

任务一　微生物的分布与种类

知识链接

- 微生物就是微小的生物。是一群个体微小、结构简单、肉眼不能直接看到，必须借助光学显微镜或电子显微镜放大几百倍、几千倍甚至几万倍才能看到的微小生物统称。
- 微生物的种类繁多，至少在十万种以上。包括病毒、细菌、霉菌及酵母菌等。
- 微生物在自然界分布极广。土壤、水、空气、人类及动植物的体表、呼吸道、消化道等腔道中均存在数量不等的微生物。

一、微生物分布广泛

微生物是地球上分布最广泛的一类生物。在辽阔的自然界中，无论土壤、水域、空气以及动物、植物、人体内外都有大量微生物存在。除了有明火的地方，从炎热的赤道，到酷寒的极地；从阳光强烈的万米高空，到终年不见阳光的万米海底；从绿色无边的平原，到荒无人烟的沙漠；从冰雪高山到泥泞沼泽，到处都有微生物的存在，可以说微生物是上天入地，无孔不入。

1. 土壤中的微生物

土壤具有微生物生长发育的良好环境，土壤中聚集的微生物种类包括细菌、放线菌、真菌、藻类、原生动物和病毒。分布特点是：日光直射、缺少水分的贫瘠土壤及无植被的土壤中微生物数量较少，有机质丰富、水分充足的离地面 10～20cm 深处微生物的数量较多，每克土壤中通常含几亿到几十亿个，再往下，随着深度的增加，微生物的种类和数量逐渐减少。

2. 水中的微生物

水中微生物主要来自土壤、空气、动物排泄物、动植物尸体、工厂和生活污水等。而在泉水与海洋中因其特殊的条件，有其固有的微生物类群。水中微生物的种类很多，分布是不均匀的，受水的类型、有机物的含量、微生物的拮抗作用等种种因素影响。一般地下水中的微生物较地表水中的少，流动水中的微生物少于静止水中的，流水中的微生物比近岸水中的少。

水中的病原菌有伤寒沙门菌、痢疾杆菌、霍乱弧菌等，主要来自病人、病畜的粪便污染。由于病原菌数量少，不易检查，而粪便中含有大量的大肠埃希菌，因此一般采用测定大肠埃希菌的数量来作为水被粪便污染的标志，如果水中大肠埃希菌超过一定数量，则说明水被粪便污染，可能含有病原菌。

我国饮用水的卫生标准是：细菌总数每毫升不得超过 100 个，每 1000ml 水中不能超过 3 个大肠菌群数。

水蒸气是无菌的，所以在制药过程中必须用新鲜蒸馏水，以免微生物及其代谢产物影响药品质量。

3. 空气中的微生物

尽管空气中营养缺乏，且受紫外线照射，不适宜微生物的生长繁殖，然而，空气中却含有相当数量的微生物。它们主要来自土壤飞扬起来的尘土、水面吹起的小水滴、人和动物体表的干燥脱落物，及通过唾液飞沫、咳嗽、痰、打喷嚏等方式排出的呼吸道废物。它们附着在短暂悬浮于空气中的尘土和液滴中随气流在空气中传播。所以，尘埃越多，人口越稠密，微生物也越多，一般在畜舍、公共场所、宿舍、医院、城市街道的空气中微生物的数量最多，而海洋、高山、森林地带和终年积雪的山脉及高纬度地带的空气中，微生物的数量少。

空气中常见的微生物有：细菌、霉菌的孢子及酵母菌、放线菌等非致病菌；有时还有病原微生物，如：结核杆菌、白喉杆菌、葡萄球菌、链球菌、肺炎双球菌、流感病毒、脊髓灰质炎病毒等。大部分微生物在空气中存活时间只有数秒钟，有的则能继续存活几个星期、几个月甚至更长的时间。一些抵抗力比较强的微生物存活时间较长，例如细菌中的芽孢杆菌、小球菌、八叠球菌等，霉菌中的青霉、曲霉、镰刀霉、毛霉、根霉野生酵母等，以及少数放线菌。一般病原微生物在空气中容易死亡，但结核杆菌、白喉杆菌、葡萄球菌、链球菌、肺炎双球菌、炭疽杆菌、流感病毒、脊髓灰质炎病毒、SARS 病毒等，也可在空气中存活一段时间。

空气中的病原微生物易引起呼吸道疾病和创口感染，因此，医院病房、门诊部、手术室应进行空气消毒，以免病原菌散布；空气中的微生物还会污染培养基、生物制品、药物制剂等，因此菌种接种室，无菌制剂生产车间都应进行空气消毒以保证产品质量。

了解微生物的分布，对于控制和消灭微生物，作好灭菌、消毒和无菌操作，预防微生物的污染有着重要的实际意义。

二、微生物繁殖迅速

微生物的繁殖速度是令人吃惊的快，高等动植物望尘莫及。有些细菌，在适宜条件下每 20min 就可以繁殖一次，例如大肠杆菌，1 个大肠杆菌经 18min 就分裂成 2 个，每小时可分裂 3 次，这样，1 个细菌繁殖 3 代就产生 8 个细菌。照此速度繁殖下去，24h 就可繁殖 72 代，后代数为：4 722 366 500万亿个（重约 4722 吨），不用多久，整个地球就会被这一个大肠杆菌的后代所覆盖。但因种种条件的限制，这种惊人的繁殖速度是不能持久的，一般来说，细菌的指数分裂速度只能维持数小时。

繁殖如此之快的微生物对于医药行业来说是一把双刃剑。在发酵制药上，主要体现在生产效率高，发酵周期短。但在制药行业的微生物污染控制上，则体现为我们必须定时定期对环境进行消毒、灭菌，以保持空间的净化。

三、微生物种类繁多

目前，自然界已知的微生物就有10万种左右。据估计，这个数仅占自然界微生物种类的1/100。随着分离、培养方法的改进和研究工作的深入，微生物的新种类层出不穷。

微生物的分类，目前公认的包括七大类。即病毒→立克次体→支原体→细菌→放线菌→螺旋体→真菌（酵母菌、霉菌）。

1. 病毒

病毒是一类个体微小、结构简单、必须在活的专性细胞内才能生长增殖的非细胞型微生物。

病毒在自然界分布广泛，可寄生于动物、植物、细菌、放线菌、支原体等的细胞内。人类的传染病，约80%由病毒引起，如艾滋病、脊髓灰质炎、狂犬病、SARS、病毒性肝炎、风疹等。

病毒的个体极小，测量其大小的单位通常用纳米（nm）。最大的病毒直径约200～300nm，如天花病毒、牛痘病毒等；最小的病毒仅有12～30nm，如脊髓灰质炎病毒为27nm，黄热病毒仅为12nm，多数病毒为直径约150nm的中型病毒。因此，绝大多数病毒用电子显微镜才能看见。

病毒的形态多数呈球形，少数呈杆状或砖块状，细菌病毒（噬菌体）多数呈蝌蚪状，平均大小只有0.1μm，比细菌约小10倍，最小的病毒只有0.01μm，接近蛋白质分子。病毒大多能通过滤菌器，故俗称滤过性病毒。

知识链接

人类免疫缺陷病毒（HIV）

1981年，在中美洲首次发现一种新的传染病－获得性免疫缺陷综合征(AIDS)，俗称艾滋病。引起艾滋病的病原体是人类免疫缺陷病毒HIV，该病毒迅速扩散蔓延至世界各地，其发病率有逐年成倍增长的趋势。艾滋病目前已成为危害人类健康最严重的疾病之一。

HIV呈球形，直径约100nm，有包膜。病毒核心含两条单链RNA和逆转录酶，衣壳由三种核心蛋白组成，包膜表面含有病毒特异性糖蛋白形成的刺突，与病毒识别、吸附易感细胞有关（图2－1）。

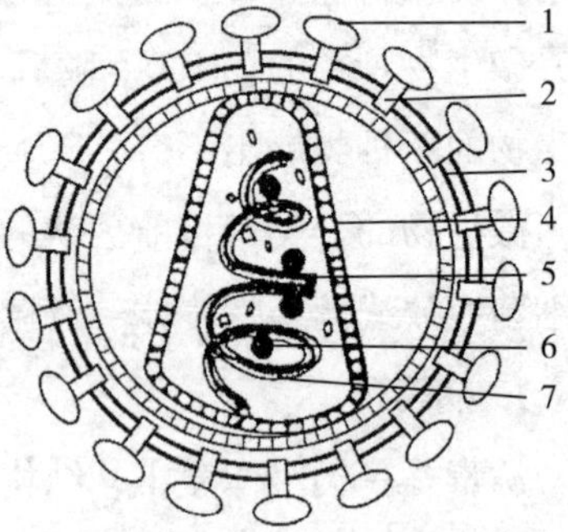

图2－1　HIV结构示意图

1－gp120；2－gp41；3－包膜；4－衣壳；5－RNA；6－反转录酶；7－核蛋白

HIV对热敏感，加热56℃30min即被灭活。一般消毒剂，如0.5%次氯酸钠，5%甲醛、70%乙醇等处理10～30min，或高压蒸汽灭菌20min均可达到灭活病毒的目的。但病毒在室温下可保存7天，对紫外线、γ射线有耐受性。

2. 细菌

细菌是原核细胞生物中的一类单细胞微生物，能够独立地进行生长繁殖。因此所有细菌均具有普通细胞的结构，包括细胞壁、细胞膜、细胞浆等，但无真正的细胞核结构（仅有原始核，无核膜、核仁，缺乏细胞器）。

细菌的特殊结构：主要有荚膜、芽孢、鞭毛和菌毛。

芽孢：某些细菌，在其生活的某一阶段可于细胞浆内形成圆形或卵圆形的特殊结构称为芽孢。芽孢对干燥、热和化学药品的抵抗力较强。在温度逐渐降低或营养缺乏时，芽孢杆菌属（如炭疽杆菌）及梭状芽孢杆菌属（如破伤风杆菌）能在菌体内形成一个折光性很强的不易着色小体，这就是芽孢。芽孢是处于休眠状态的细菌，并非细菌的繁殖体，当环境适宜时，可恢复生长繁殖。

芽孢在自然界分布广泛，要注意防止污染。芽孢的抵抗力强，对热力、干燥、辐射、化学消毒剂等理化因素均有强大的抵抗力，用一般的方法不易将其杀死。有的芽孢可耐100℃沸水煮沸数小时。

芽孢是少数几属真细菌所特有的形态构造，因此，它的存在和特点成了细菌分类、鉴定中的重要形态学指标。由于芽孢具有高度耐热性，所以用高温处理含菌试样，可轻而易举地提高芽孢产生菌的筛选效率。由于芽孢的代谢活动基本停止，因此其休眠期特长，这就为产芽孢菌的长期保藏带来了极大的方便。由于芽孢具有高度耐热性和其他抗逆性，因此，是否能消灭一些代表菌的芽孢就成了衡量各种消毒灭菌手段的最重要的指标。

在实验室尤其在发酵工业中，灭菌要求更高。原因是在自然界经常会遇到耐热性最强的嗜热脂肪芽孢杆菌（*Bacillus stearothermophilus*）的污染，而一旦遭其污染，则经济损失和间接后果就十分严重。已知其芽孢在121℃下须维持12min才能杀死，由此就规定了工业培养基和发酵设备的灭菌至少要在121℃下保证维持15min以上。若用热空气进行干热灭菌，则芽孢的耐热性更高，因此，就规定干热灭菌的温度为150～160℃下维持1～2h。

细菌种类很多，大小不一，平均约1.0μm，用显微镜放大1000倍，也只有1.0mm大小，一般肉眼是看不见的。肉眼看到的通常是菌落。分散的微生物在适宜的固体培养基表面或内部生长、繁殖到一定程度可以形成肉眼可见的、有一定形态结构的子细胞生长群体，称为菌落。不同的细菌所形成的菌落有不同的形态，可以根据其外形结构、大小、色泽、透明度、黏稠度、边缘形状及其他特征来区别各种不同的微生物。

知识链接

细菌的大小

细菌个体微小，通常以微米（μm）为测量单位，可用测微尺在显微镜下进行测量。各种细菌大小不一，同种细菌因菌龄和环境影响也有所差异。大多数球菌的直径为0.8~1.2m；杆菌一般长1~5m，宽0.5~1.0m；弧菌一般长1~5m，宽0.3~0.5m；螺菌一般长1~50m，宽0.3~1m。

一个典型细菌的大小可用大肠埃希菌作代表，它的细胞平均长度约2μm，宽度约0.5μm，形象地说，若把1500个细胞的长径相连，仅等于一颗芝麻的长度（3mm）；若把120个细胞横向紧挨在一起，其总宽度才抵得上一根人发的粗细（60μm）。关于它的重量，则更是微乎其微，若以每个细胞湿重约10~12g计，则大约109个大肠埃希菌细胞才达1mg重。

细菌的形态是不完全相同的，一般可归纳为三种类型，如图2-2所示。

（1）球菌　单独存在时呈球形，按其分裂的方式和分裂后的排列，可分为单球菌、双球菌、链球菌、四联球菌、八叠球菌、葡萄球菌等，菌体直径约0.5~1.0μm。

（2）杆菌　菌体呈杆状或近似杆状。大小、长短、粗细很不一致，有的粗短近似球菌，称为球杆菌；有的杆菌一端膨大似棒状，称为棒状杆菌；有的排列成链状，称为链杆菌；有的生长成侧枝，称为分枝杆菌。大部分杆菌长约2.0~3.0μm，宽0.5~1.0μm，病原细菌中杆菌的种类最多。

（3）弧菌和螺菌　菌体呈弯曲或螺旋状，只有一个弯曲，呈逗点状为弧菌，如霍乱弧菌；有数个弯曲较为坚韧的为螺菌，如鼠咬热螺菌。

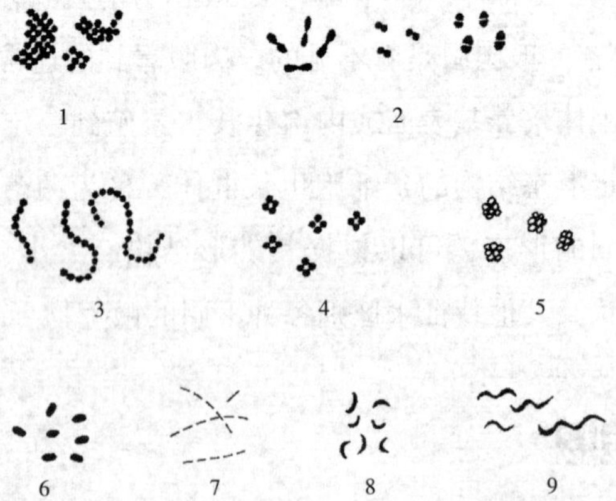

图2-2　细菌的基本形态

1-葡萄球菌；2-各种双球菌；3-链球菌；4-四联球菌；
5-八叠球菌；6-球杆菌；7-链杆菌；8-弧菌；9-螺菌

知识链接

大肠埃希菌（*Escherichia coli*）（图2-3）

大肠埃希菌俗称大肠杆菌，菌体呈短杆或长杆状，长1.0~3.0μm，宽0.5~1.0μm。革兰染色阴性，大多数有周鞭毛，能运动，有菌毛。无芽孢，一般无荚膜。菌落呈白色至黄白色，表面光滑、闪光。

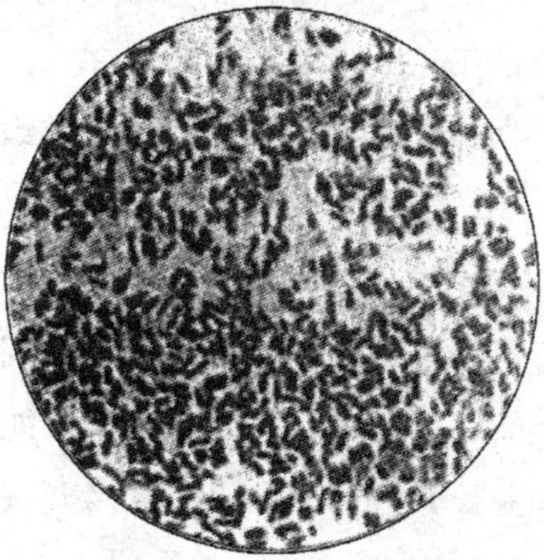

图2-3　大肠埃希菌

大肠埃希菌是人类肠道菌群的重要成员，在肠道内能合成维生素B、维生素K，供人体吸收利用，产生的大肠菌素，能抑制志贺菌、沙门菌等病原菌的生产，对机体是有利的。但若离开肠道侵入其他组织器官时，可引起化脓性炎症，如腹膜炎、肾盂肾炎等。

3. 真菌

真菌是真核细胞型微生物，有高度分化的细胞核，具完整的核膜、核仁，核物质由DNA和蛋白质组成。真菌没有根、茎、叶的分化，其细胞不含叶绿素，与高等植物不同。真菌多为发达的菌丝体，少数为单细胞，能进行无性繁殖和有性繁殖，靠寄生或腐生方式生活。

真菌是微生物中种类最多的一大类，约十万余种。广泛分布于自然界，其中很多对人类有益，但也有一些真菌可使人和动、植物致病。近年来，由于广谱抗生素、免疫制剂的普遍应用，在器官移植和放射治疗时，一些原来对人不致病的真菌可转为致病菌。现经国际确认的致病真菌和条件致病真菌已有百余种。此外，真菌可产生毒素，引起中毒症，甚至可诱发癌症。因而，药学领域应加强对真菌的深入研究。

真菌是体积最大，结构比较复杂的微生物。真菌在自然界里广泛存在，如使衣物、食品发霉的霉菌，酿酒或发酵面粉的酵母菌都是真菌。病原真菌也较常见，如皮肤浅表的癣菌。真菌对热的抵抗力不强，60℃加热1h即被杀死。真菌分单细胞真菌和多细胞真菌；单细胞真菌和多细胞真菌；单细胞真菌通称为酵母菌，菌体呈圆形或卵圆形，平均大小约为5.0μm，常以出牙状态存在，出芽是它的繁殖方式；多细胞真菌通称为霉菌，菌体呈丝状，许多菌体相连构成菌丝，菌丝交织成团构成菌丝体，一般宽度为3.0~1.0μm，长度无法计算。

霉菌是真核细胞生物中的一类单细胞和多细胞微生物，具有真正的细胞核结构：核膜、核仁和染色体，胞浆内有完整的细胞器。病原性的真菌最重要的有“癣菌”与“白色念珠菌”。霉菌生长能力很强，特别是在温暖潮湿的环境中最易生长繁殖，从而引起食物、药材、工农业产品的霉变。

霉菌细胞由细胞壁、细胞膜、细胞质、细胞核及各种细胞器组成。细胞壁成分主要为几丁质。由于霉菌细胞壁成分与细菌细胞壁的成分不同，因此它们对药物的敏感性不同，一般来说，真菌对抗生素不敏感。细胞核由核膜、核仁及染色体组成，属真核。细胞中还存在着与高等植物细胞相似的线粒体、核糖体等细胞器。

四、微生物与人类的关系

微生物对于人类来讲是一把双刃剑。从微生物对人类有益的方面来讲，自弗莱明从青霉菌抑制其他细菌的生长中发现了青霉素之后，大量的抗生素从放线菌等的代谢产物中筛选出来。抗生素的使用在第二次世界大战中挽救了无数人的生命。一些微生物被广泛应用于工业发酵，生产乙醇、食品及各种酶制剂等；一部分微生物能够降解塑料、处理废水废气等等，并且可再生资源的潜力极大；还有一些能在极端环境中生存的微生物，例如：高温、低温、高盐、高碱以及高辐射等普通生命体不能生存的环境，依然存在着微生物。

另外，微生物学在解决当代重大社会问题中也起着重要作用。例如微生物采油技术中，它可降低原油的黏度，增加原油的流动性，从而大大提高了原油的采收率。此种技术成本低，设备简单，不伤害地层，不污染环境，而且效益显著。而日本则把光合菌、乳酸菌、酵母菌、发酵丝状菌、放线菌等功能各异的80多种微生物组成的一种活菌制剂。这些微生物组合在一个统一体中，互相促进，共同构成一个复杂而稳定的具有多元功能的微生态系统，可抑制有害微生物，尤其是病原菌和腐败细菌的活动，促进植物生长。随着科学技术的发展，微生物的应用也越来越广泛。在生物制药、能源、环保、食品、工业等方面，微生物都扮演着重要的角色。尤其是20世纪80年代以来，利用微生物细胞来发酵生产基因工程药物成为潮流，大量基因工程药物的问世，使得微生物对于人类的有益的方面发挥的淋漓尽致。

微生物对于人类来讲，还有很多负面影响。首先，微生物可以导致传染病的流行。世界卫生组织公布资料显示：传染病的发病率和病死率在所有疾病中占据第一位。微生物导致人类疾病的历史，也就是人类与之不断斗争的历史。在欧洲历史上，消灭1/3欧洲人的黑死病的罪魁祸首就是一种细菌——鼠疫杆菌，经研究发现，现在所有种类的鼠疫杆菌都与当时的黑死病致病菌有关。黑死病曾在中世纪的欧洲大规模流行，使得西欧人口几近减半，引起巨大恐慌，甚至改变了当时欧洲的社会结构，对世界历史影响深远。

除了细菌，在现在的人类疾病中有50%是由病毒引起。虽然在疾病的预防和治疗方面，人类取得了长足的进展，但是新现和再现的微生物感染还是不断发生，且大量的病毒性疾病一直缺乏有效的治疗药物。一些疾病的致病机制并不清楚。大量的广谱抗生素的滥用造成了强大的选择压力，使许多菌株发生变异，导致耐药性的产生，人类健康受到新的威胁。一些病毒之间可以通过重组或重配发生变异，最典型的例子就是流行性感冒病毒。每次流感大流行时，流感病毒都与前次导致感染的株型发生了变异，这种快速的变异给疫苗的设计和治疗造成了很大的障碍。而耐药性结核杆菌的出现使原本已近控制住的结核感染又在世界范围内猖獗起来。

五、微生物与药品质量的关系

有些药品的生产是依靠微生物来完成的。如神曲、淡豆豉是通过微生物发酵后制成的；而青霉素是微生物的代谢产物等。

对大部分药品生产来说，微生物会污染药品，使药品变质，对人体产生危害。为此，我们要尽量控制生产环境的微生物数量，避免药品受到污染。

微生物种类繁多，有的对人有益，有的有害，有的无益也无害。但在药品生产过程中，不可能对环境中的各种微生物加以区别对待，为保证药品的安全有效，需要对其进行控制。空气中的微生物多数附着在灰尘上，或以芽孢形式悬浮于空气中，1μm 以下者处于悬浮状态，10μm 以上者会逐渐沉下来而形成菌尘。所以也要对尘粒进行控制。

知识链接

常见污染药物制剂的微生物

常见污染药物制剂的微生物是一些生命力较强的微生物，如葡萄球菌、大肠杆菌、铜绿假单胞菌、枯草杆菌以及一些霉菌等，抵抗力弱的微生物一般不易造成污染。

1. 葡萄球菌　革兰染色阳性。不同种的葡萄球菌具有不同的颜色，根据菌落所呈现的颜色命名，分为金黄色葡萄球菌、白色葡萄球菌、柠檬色葡萄球菌等。

金黄色葡萄球菌是致病菌，可引起局部感染，如疖、脓疡、创口感染，也可引起化脓、肺炎、败血症和骨髓炎等，食物或药物被污染后，可使食用者引起肠炎。

2. 大肠杆菌　革兰染色阴性。大肠杆菌侵入人体某些部位，也可引起相应的感染，如胆道炎和尿道感染常与大肠杆菌有关。大肠杆菌是常见的药物制剂污染菌，由于常在粪便中存在，因而它的污染往往标志着粪便等污染（或卫生很差），污染后可使制剂变质。

3. 铜绿假单胞菌　革兰染色阴性。铜绿假单胞菌为致病菌，在肠道中可引起肠炎，在创口上引起化脓性感染，侵入内部器官可引起中耳炎、泌尿道感染、肺炎以及败血症、脑膜炎等。铜绿假单胞菌侵犯眼部可致失明，铜绿假单胞菌是一种重要的制剂污染菌。

4. 枯草杆菌　常污染制剂，侵入眼部可引起结膜炎。

5. 酵母菌　可使糖分药液产生有机酸，霉菌可使食物以及中草药等霉坏，受这些菌污染的制剂均易酸败变质。

大量临床资料表明，注射剂（尤其是静脉注射剂）如污染了7～12μm的尘粒，可导致热原反应、肺动脉炎、微血栓或异物肉芽肿等，严重的还会致人死命。而如果污染了细菌，轻则局部红肿化脓，重则引起全身细菌性感染。因此，对微生物和尘粒进行更加严格的控制对于药品的生产非常重要。

要控制污染，首先必须了解污染是通过什么途径来侵袭产品的。通过深入调查、分析，我们找出了传播污染的四大媒介：空气、水、表面、人。

1. 空气

每立方米的空气中至少含有60万颗尘粒，同时还存在着大量的微生物，空气中常含有细菌、真菌孢子及芽孢等，是一些制剂可能污染的来源之一。空气携带细菌的形式一般有附着于尘土上，长时间浮游在空气中；通过喷嚏、咳嗽、唱歌、说话由口腔鼻部喷出飞沫长时间浮游在空气中。在这样的空气条件下进行生产，肯定会污染药品。

因此，要杜绝带有大量尘埃微粒和微生物的空气污染药品，消灭污染的办法是对空气采取过滤的措施，使空气质量达到我们的要求。

对空气处理，只过滤了尘粒，但还有大量微生物存在空气中，所以采取对空气消毒的措施来消灭微生物，例如：臭氧消毒的方式等杀死微生物。但是常使用一种消毒剂会使微生物产生耐药性，因此，在使用消毒剂时，必须定期交替使用。

2. 水

水是我们药品生产不可缺少的要素之一，不只是用于生产中，还用于设施、设备清洗中。当带有大量尘埃粒子和微生物的水用于生产或清洗设施、设备时，就转移到药品上面，污染了药品。

因此，在选择制备注射用水的水源时，就要考虑水源是否污染，能否可用等问题。我们直接用于药品生产的水必须经过处理，以防止微生物通过水来污染产品。

通过纯化水系统，我们用过滤器将水中的尘埃粒子过滤掉，用臭氧将水中的微生物消灭掉，得到符合药品生产的工艺用水。

生产过程中纯化水和注射用水必须保持循环，目的是为了避免细菌的滋养、生长。

3. 表面

表面包括：天花板、墙壁、地面、设备、容器、工具或桌子。由于空气中的湿度，所有表面都包上一层含水的薄膜。这层薄膜由于静电吸引而饱含尘埃微粒，有很多时候，表面还覆盖一层油状物质，此层油膜易受到尘粒污染。表面因尘埃微粒和微生物由空气传播的回降而受到污染。

一个看起来很干净的表面，除非做了正确的消毒或灭菌，否则会被成百上千的微生物所污染。

4. 人

人体与外界相通的粘膜同自然界的微生物经常相遇，因此某些微生物常存在于机体的一定部位。如大肠杆菌、乳酸杆菌等存在于肠道中；葡萄球菌、流感杆菌等常见于鼻咽部；各种球菌、螺旋体、真菌等则常见于正常人口腔或皮肤上；而革兰阴性球菌和杆菌等又常见于泌尿生殖道内，所以，有些带菌者能传染他人，就不适合于无菌操作或某些制剂工作。

人是最常见的传染源。事实上，人是药厂中最不清洁的成分，最大的污染源，占 90% 左右。一般男性每人每分钟向周围排放 1000 个以上的含菌粒子，女性为 750 个以上。由于人体是一个永不休止的污染媒介，当药品生产者每天去药厂上班时，可能随身将几百万细菌带入工厂。所以在药品生产的工作场所中，人的数量和活动应有特别严格的限制。

人体将污染带入工作场所的一些途径和方式有：

（1）人的头发和皮肤　每分钟从人类皮肤中要散发出约 10 000 个微生物。如果一小粒糖的空间中能装载 4 亿个微生物，那么，在一股头发中可以容纳多少微生物呢？

我们的手，也拥有大量的微生物。此外，在人们正常的日常活动中都接触大量微生物。

（2）水滴　呼吸和咳嗽将产生出大量水滴，这种水滴既含有尘粒污染也含有微生物污染。口腔是对污染最为敏感的地区。一次咳嗽或喷嚏将把千百万个微生物引入工作环境内。

（3）衣着　从可洗涤的纺织物中，可能散发出棉绒和淀粉粒。而从羊毛、开士米和其他松软的针纺织物中也可能散落出纤维和磨损下的微粒。污染也可能通过鞋子进入工作场所。

（4）化妆品和珠宝首饰　发胶、气雾除臭剂、眼睑膏、香粉等，为微生物污染提供了极好的源泉。耳环、戒指、项链、手链能传播微生物污染。如果一小片珠宝碎片落入一批产品中，则可能引起严重的尘粒污染。

（5）生产过程中人们所引起的混杂和误差　由人引起的污染也可能来自于生产过程中出现的混杂和误差。例如，当员工没有按照 SOP 进行工作时，车间的污染程度增加。让产品容器不加盖地存放，将导致产品污染。

知识链接

人员的发菌量

洁净室内当工作人员穿无菌服时，静止时的发菌量为 10 ~ 300 个/(min · 人)，躯体一般活动时的发菌量为 150 ~ 1000 个/(min · 人)，快步行走时的发菌量为 900 ~ 2500 个/(min · 人)；

- 咳嗽一次的发菌量为 70 ~ 700 个/(min · 人)，喷嚏一次的发菌量为 4000 ~ 60000 个/(min · 人)；
- 穿平常衣服时发菌量为 3300 ~ 62000 个/(min · 人)；
- 有口罩发菌量：无口罩发菌量为（1∶7）~（1∶14）；

- 发菌量：发尘量为（1∶500）～（1∶1000）；
- 洁净室内穿无菌衣人员的静态发菌量一般不超过 300 个/(min·人)，动态发菌量一般不超过1000 个/(min·人)。

故而，通过我们对自己的净化，并养成良好的卫生习惯，减少尘埃粒子和微生物的带入，才能降低药品在生产过程中受污染的风险。

技能训练

各种环境微生物的分布检查

（一）训练目的

1. 建立微生物无处不在的观念。

2. 掌握环境微生物的检测技术。

3. 比较来自不同场所与环境下微生物的数量和类型。

（二）训练原理

微生物是肉眼看不见的，它们广泛分布于室内外的空气、水和土壤中，桌、椅和板凳的表面，衣服等处。

本次训练就是从实验室空气、实验台、门的旋钮（或把手）和手机屏幕、电话话筒、墙角等处取样，接种于琼脂平板上，经培养 1～2 天后，观察并比较不同来源的微生物生长的数量和类型。

所谓平板，即培养平板（culture plate）的简称，它是指固体培养基倒入无菌平皿，冷却凝固后，盛固体培养基的平皿。这方法包括将单个微生物分离和固定在固体培养基表面或里面。固体培养基用琼脂或其他凝胶物质固化的培养基，每个孤立的活微生物体生长、繁殖形成菌落，形成的菌落便于移植。

营养琼脂培养基含有细菌生长所需要的营养成分，当取自不同来源的样品接种于培养基上，在 37℃温度下培养，1～2 天内每一菌体即能通过很多次细胞分裂而进行繁殖，形成一个可见的细胞群体的集落，称为菌落。每一种细菌所形成的菌落都有它自己的特点，可通过平板培养来检查环境中细菌的数量和类型。

（三）所用器材及试剂

1. 器材

电热恒温培养箱、培养皿、棉签、酒精棉球、镊子、接种环，试管架，酒精灯，记号笔（或标签），废物缸。

2. 试剂

营养琼脂培养基、生理盐水。

（四）准备

（1）将培养皿、棉签、棉球、镊子用旧报纸包好。

（2）培养基制备：按常规方法配制营养琼脂培养基，分装于三角瓶内。

（3）生理盐水装于三角瓶内，塞上棉塞。

（3）将上述物品121℃高压消毒15min，备用。

（五）方法

1. 写标签：在动手操作前均需首先将器皿用记号笔做上记号，培养皿的记号一般写在皿底上。用记号笔写上班级、姓名、日期，来源。字尽量小些，写在皿底的一边，不要写在中间，以免影响观察结果。

2. 融化培养基：100℃水浴加热使培养基融化。

3. 倒平板：将已融化的培养基冷却至50℃左右，每个平板约倒20ml，待凝固，备用。见图2－4

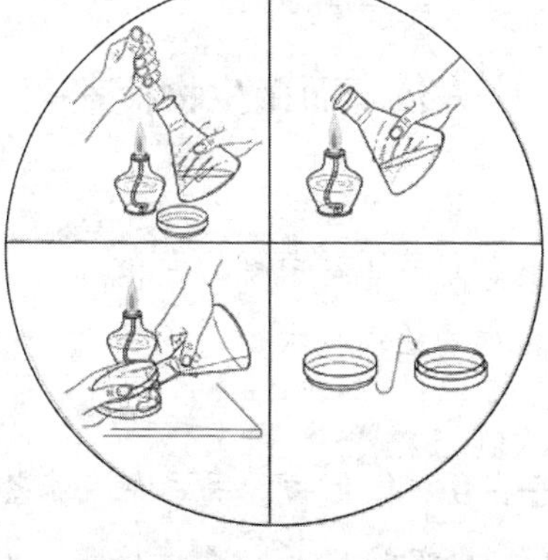

图2－4　倒平板示意图

4. 取样：

(1) 棉签头取样前，先在50ml无菌生理盐水中浸湿；

(2) 取样：握住棉签柄，以约30°角与取样表面接触，缓慢并充分擦拭，取样面积约24~30cm^2（可用特定的无菌模板确定擦拭面积）；

(3) 将取样头折断放入上述溶液中，充分振荡。

具体取样点可参考表2-1，或者由老师分配。

表2-1 环境微生物检查取样位置与取样点

序号	取样位置	参考取样点
1	实验室	门把、实验台、实验柜、地面、墙角、窗户、超净工作台面、水池
2	办公室	门把、办公桌、文件柜、电脑屏幕、键盘、电话话筒、窗户、地面
3	教室	门把、桌面、椅面、椅腿、讲台桌面、黑板面、窗户、扩音器话筒
4	食堂	饭桌、地面、窗户、门把、刷卡机、售饭窗口、墙角、水池
5	宿舍	门把、手机、窗户、床面、桌面、衣柜内面、墙角、水池、坐便器

5. 涂布平板：

(1) 用无菌操作方式移取含取样头并充分震荡的溶液0.1ml滴加于无菌平板上；

(2) 点燃酒精灯，取浸泡在75%乙醇充分消毒的涂布棒一支，在酒精灯外焰上略烤；

(3) 冷却后将溶液小心均匀的涂布于平板培养基表面上。

6. 培养，计数。

37℃培养过夜，肉眼计总菌落数。

人体表面微生物检查

（一）训练目的

1. 验证人体的皮肤、口腔正常菌群的存在。

2. 掌握人体正常菌群的检测技术。

（二）训练原理

人体的皮肤表面存在各种微生物，用手在培养基表面划线，手的皮肤表面的微生物就接种到了培养基上，通过培养，我们肉眼就可以看到它们。

人的口腔内也常有葡萄球菌、链球菌及其他细菌存在，用棉签采集口腔标本，将它涂布在培养基的表面，或对着培养基用力咳嗽，这些菌就接种到了培养基的表面，通过培养，我们就可以看到。

（三）所用器材及试剂

1. 器材

电热恒温培养箱、培养皿、棉签、酒精棉球、棉球、镊子。

2. 试剂

营养琼脂培养基、无菌脱纤维羊血、生理盐水。

（四）准备

（1）将培养皿、棉签、棉球、镊子用旧报纸包好。

（2）培养基制备：按常规方法配制营养琼脂培养基，分装于三角瓶内。

（3）生理盐水装于三角瓶内，塞上棉塞。

（3）将上述物品121℃高压消毒15min，备用。

（五）方法

（1）融化培养基：100℃水浴加热使培养基融化。

（2）倒平板：①将已融化的培养基冷却至50℃左右，每个平板约倒20ml，共倒3皿，待凝固，备用。②将4ml的无菌脱纤维羊血加入到40ml的营养琼脂培养基中，倒平皿，每皿约20ml，共倒两皿。凝固，备用。

1. 皮肤表面细菌的检查

（1）取营养琼脂平板3皿，分别做上如下记号：1（洗手前）、2（洗手后）、3（酒精消毒）。

（2）洗手前用右手食指在1号培养基的表面画“+”字。

（3）用肥皂洗手，以流水冲洗3min以上，用镊子取无菌棉球擦干右手食指，然后在2号培养基的表面画“+”字。

（4）用酒精棉球消毒右手食指后，在3号培养基的表面画“+”字。

（5）将上述平板倒置于37℃培养箱培养24h。

（6）观察结果并计数。

2. 咽喉部微生物的检查

(1) 涂抹法

①取血平板一皿，用记号笔标上4号。

②取无菌长棉签一根，蘸取少许无菌生理盐水，两人合作，互相在咽部扁桃体部位轻滑一下。然后涂于4号平板顶端，接着往下做之字划线(图2-5)。

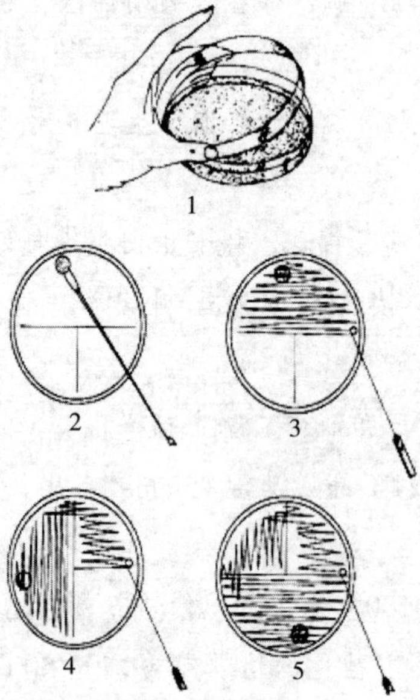

图2-5　棉签分离样品中的细菌

1-接种时用左手将平皿开启一缝；2-棉签伸入平板接种；
3-用已灭菌并冷却了的接种环划线；4-第二部分划线；5-最后部分划线

③将上述平板倒置于37℃培养箱培养24h。

④观察并记录结果。

(2) 咳碟法

①取血平板一皿，用记号笔标上5号。

②打开5号培养皿的盖子，将培养基置于口腔约15cm处，对准培养基表面用力咳嗽3~4次，盖好盖子。

③将上述平板倒置于37℃培养箱培养24h。

④观察并记录结果。

(六) 注意事项

（1）用手指划“+”时要轻，不要划破培养基。

（2）要注意无菌操作。

（3）注意每一接种的培养基都要做好标记。

想一想

1. 比较各种来源的样品，哪一种样品的平板菌落数与菌落类型最多？

2. 人多的环境与人少的环境相比，平板上的菌落数与菌落类型有什么区别？为什么会有这样的区别？

3. 洗手前后的手指平板，菌落数有无区别？

任务二　微生物的人工培养

知识链接

- 微生物的人工培养，系利用培养基经过培养使微生物生长繁殖，是检查、分离微生物的一种方法。
- 微生物生长需要的营养物质包括碳源、氮源、无机盐和水等。
- 大多数细菌、酵母菌以及许多真菌和单细胞藻类能在固体培养基上形成孤立的菌落，采用适宜的平板分离法很容易得到纯培养。

营养是一切生命活动所必需的能量和物质，是一切生命活动的起点。营养为微生物进一步进行代谢、生长和繁殖提供了基础。

一、微生物生长繁殖的条件

1. 水

水是生命之源，是微生物生长所必不可少的。水在微生物细胞中起到溶剂和运输介质的作用，并参与细胞内一系列的化学反应。水又是良好的热导体，有效控制微生物细胞内温度的变化。水还可以维持蛋白质、核酸等生物大分子稳定的天然构象，维持细胞正常形态。水在微生物体内含量极高，例如霉菌中85%都是水分。可以看出，水是微生物细胞不可或缺的首要物质。

2. 碳和氮化合物、无机盐等

碳源除了为微生物生长提供碳素来源外，还能在细胞生化反应过程中为机体提供维持生命活动所需的能源。碳源的种类很多，为一般微生物所利用最多的还是糖类。如：葡萄糖、半乳糖，在工业生产中常有饴糖、糖蜜、淀粉、麸皮、米糠等。

氮源为微生物提供氮素来源，一般不作为能源。微生物可以利用的主要氮源物质有：蛋白胨、鱼粉、蚕蛹、黄豆饼粉、花生饼粉、玉米浆、牛肉膏和酵母浸膏等。

无机盐是微生物生长必不可少的一类物质。作用是维持分子及细胞结构的稳定性、调节并维持渗透压平衡等。微生物生长所需的无机盐有磷酸盐、硫酸盐、氯化物以及含有钠、钾、镁、铁等金属元素的化合物。

3. 气体

氧、二氧化碳和氮与细菌的生长繁殖有密切的关系。有些细菌必须有充分的氧气供应才能生活，称为需氧菌，如结核杆菌；另一类则恰相反，要在缺氧的环境下才能生活，有氧存在反而对它们生长不利，称为厌氧菌，如破伤风杆菌；但大多数致病菌处于这两者之间，有氧无氧都生活的则称为兼性厌氧菌，如大肠杆菌。

4. 酸碱度

微生物的生长繁殖除需要一定的营养物质以外，还要求适当的pH范围。不同微生物对pH的要求不一样，霉菌和酵母菌的培养基的pH是偏酸性的，而细菌和放线菌的培养基的pH为中性或微碱性的。大多数病原菌生长最适宜的酸碱度为pH 7.2～7.6。

5. 温度

根据细菌对温度要求的不同，可分为嗜冷菌、嗜温菌及嗜热菌。一般病原菌的适宜温度基本与人类体温相同。实验室培养细菌均采用37℃，霉菌28℃，放线菌28℃。

二、微生物的人工培养

微生物的人工培养，系利用培养基经过培养使微生物生长繁殖，是检查、分离微生物的一种方法。在这种人为规定的条件下培养、繁殖得到的微生物群体称为培养物，而只有一种微生物的培养物称为纯培养物。

1. 无菌技术

无菌技术是指在分离、转接及培养纯培养物时防止其被其他微生物污染，其自身也不污染操作环境的技术。无菌技术是保证微生物纯培养的关键。在各种微生物学实验中，为了防止微生物地生长和繁殖影响实验的进行，需要在无菌的环境下进行.

无菌操作不但要求操作前将界面上的细菌和病毒等微生物杀灭，而且要求操作过程中是界面与外界隔离，避免微生物的侵入。严格的无菌操作应在无菌操作间中的超净工作台中进行。

具体来讲，无菌操作时需要注意以下几点：

（1）环境要清洁，进行无菌操作前半小时，须停止清扫地面等工作。避免不必要的人群流动，防止尘埃飞扬。超净工作台需要开启紫外灯，用紫外线消毒 20min 以上。

（2）执行无菌操作前，先戴帽子、口罩、洗手，并将手擦干，注意空气和环境清洁。

（3）进行无菌操作时，凡未经消毒的手、臂、均不可直接接触无菌物品或超过无菌区取物。

（4）无菌物品必须保存在无菌包或灭菌容器内，不可暴露在空气中过久。无菌物与非无菌物应分别放置。无菌包一经打开即不能视为绝对无菌，应尽早使用。凡已取出的无菌物品虽未使用也不可再放回无菌容器内。

（5）无菌包应按消毒日期顺序放置在固定的柜橱内，并保持清洁干燥，与非灭菌包分开放置，并经常检查无菌包或容器是否过期，其中用物是否适量。

（6）无菌盐水及乙醇、新洁尔灭棉球罐每周消毒一次，容器内敷料如干棉球、纱布块等，不可装得过满，以免取用时碰在容器外面被污染。

(7) 所用玻璃器皿必须是完全灭菌的，不得残留有细菌或抑菌物质。所用剪刀、镊子等器具也必须进行消毒处理。样品如果有包装，应用75%乙醇在包装开口处擦拭后取样。

2. 培养基

根据细菌生长繁殖所必须的营养物质与水按一定的比例混合配制成适合于细菌生长繁殖的营养环境——培养基，常用的有肉汤培养基，即一般牛肉浸液（或1.3%牛肉膏）加1%蛋白胨和0.5%氯化钠制成，是最基础的培养基。液体培养基中，加入2%的琼脂加热溶解冷凝后，即为固体培养基，如加0.2%~0.5%的琼脂，则为半固体培养基。可根据细菌的种类以及培养细菌的目的，制成不同种类的培养基。营养基质应当有微生物所能利用的营养成分（包括碳源、氮源、能源、无机盐、生长因素）和水。根据微生物的种类和实验目的不同，培养基也有不同的种类和配制方法。

(1) 按成分的不同分

①天然培养基　主要成分是复杂的天然有机物质，如马铃薯、豆芽汁、牛肉膏、蛋白胨、血清等。这些复杂天然有机物质的成分不完全了解，每次所用的原料，其中各成分的数量也不恒定。这类培养基是实验室常用的培养基，例如牛肉膏蛋白胨培养基、马铃薯培养基等。

②合成培养基　用化学成分完全了解的纯试剂配制而成的培养基，如高氏1号培养基，查氏培养基等。一般用于营养代谢、分类鉴定、菌种选育、遗传分析等。

(2) 按培养基的物理状态分

①固体培养基　在液体培养基中加入凝固剂即为固体培养基。实验用的凝固剂有琼脂、明胶和硅胶，后者用于配制自养微生物的固体培养基。对其他多数微生物来讲，以琼脂最为合适，一般加入1.5%~2.5%即可凝固成固体。此培养基可供分离、鉴定、活菌计数、菌种保藏等用。

②半固体培养基　在液体培养基中加入少量凝固剂即为半固体培养基，例如琼脂只需加入0.2%~0.7%。常用作细菌动力检查和菌种保存、噬菌体制剂的制备等。

③液体培养基　没有加琼脂，配好后成液体状态的培养基。常用于生理代谢的研究和工业发酵等。

（3）按培养基的用途分

①基础培养基　含有一般细菌生长繁殖需要的基本的营养物质。最常用的基础培养基是上面提及的天然培养基中的牛肉膏蛋白胨培养基。这种培养基可作为一些特殊培养基的基础成分。

②营养培养基（加富培养基）　在基础培养基中加入某些特殊营养物质，如血液、血清、酵母浸膏或生长因子等。用以培养对营养要求高的微生物，如培养百日咳杆菌需要含有血液的培养基。

③鉴别培养基　是一类含有某种特定化合物或试剂的培养基。某种微生物在这种培养基上培养后，它所产生的某种代谢产物与这种特定的化合物或试剂能发生某种明显的特征性反应，根据这一特征性反应可以将某种微生物与其他种微生物区别开来。主要用于不同类型微生物的快速鉴定，如用来检查细菌能否产生硫化氢的醋酸铅培养基。

④选择培养基　利用微生物对某种或某些化学物质的敏感性不同，在培养基中加入这类物质，抑制不需要的微生物生长，而利于所需分离的微生物生长，从而达到分离或鉴别某种微生物的目的，如分离真菌的马丁培养基。既有选择作用又有鉴别作用的培养基，如鉴别肠道杆菌的远藤培养基等。

微生物的生长繁殖除需要一定的营养物质以外，还要求适当的 pH 范围。不同微生物对 pH 的要求不一样，霉菌和酵母菌的培养基的 pH 是偏酸性的，而细菌和放线菌的培养基的 pH 为中性或微碱性的。在配制培养基时，都要根据不同微生物对象用稀酸或稀碱将培养基的 pH 调到合适的范围。但配制 pH 低的琼脂培养基时，如预先调好 pH 并在高压蒸汽下灭菌，则琼脂因水解不能凝固，因此，应将培养基的成分和琼脂分开灭菌后再混合，或在中性 pH 条件下灭菌后，再调整 pH。

此外，由于配制培养基的各类营养物质和容器等含有各种微生物，因此，已配制好的培养基必须立即灭菌，以防止其中的微生物生长繁殖而消耗养分和改变培养基的酸碱度而带来不利的影响。

此外，由于配制培养基的各类营养物质和容器等含有各种微生物，因此，已配制好的培养基必须立即灭菌，以防止其中的微生物生长繁殖而消耗养分和改变培养基的酸碱度而带来不利的影响。

3. 细菌在培养基中的生长现象

（1）液体培养基　细菌在液体培养基中典型的生长现象为：①均匀浑浊，细菌分散在液体培养基中，清亮的培养基变浑浊，是大多数兼性厌氧菌的生长现象；②液面菌膜，培养基表面一层膜状物，这是专性需氧菌的生长形成的；③沉淀生长，培养基底部见絮状或渣样沉淀，上部基本澄清，见于厌氧菌及少数呈链状生长的细菌，如炭疽杆菌在肉汤液体培养基中的生长。

（2）固体培养基　微生物在固体培养基上生长现象为：①菌落，是在固体培养基上，由单个微生物繁殖而成的肉眼可见的集团；②菌苔，在固体培养基上，形成的菌落没有分开，互相融合在一起，密集如苔，称为菌苔。

（3）半固体培养基　在半固体培养基中，有鞭毛的细菌沿穿刺线向周围扩散生长，穿刺线变粗呈云雾状；没有鞭毛的细菌沿着穿刺线生长。

4. 细菌、放线菌、霉菌及酵母菌的菌落特征

不同微生物在特定培养基上生长形成的菌落或菌苔一般都具有稳定的特征，可以成为对该微生物进行分类、鉴定的重要依据。大多数细菌、酵母菌以及许多真菌和单细胞藻类能在固体培养基上形成孤立的菌落，采用适宜的平板分离法很容易得到纯培养。最常用的分离、培养微生物的固体培养基是琼脂固体培养基平板。这种由德国科学家科赫建立的采用平板分离微生物纯培养的技术简便易行，100 多年来一直是各种菌种分离的最常用手段。

不同菌种的菌落特征不同（图 2－6）。

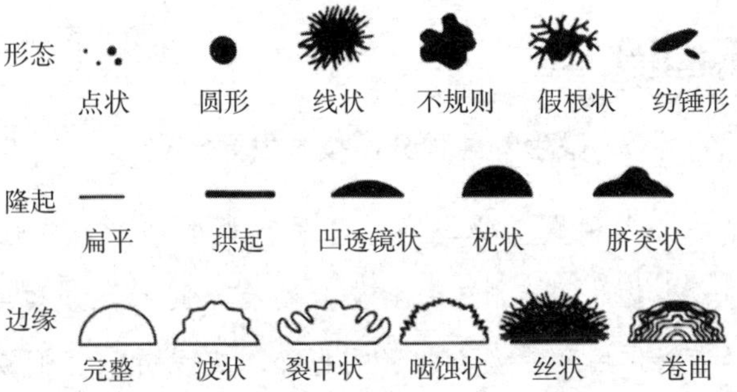

图 2－6　各种微生物形成的菌落特征

（1）细菌　较小、较薄、易挑起、正反面颜色相同，有臭气。不同的细菌形成的菌落大小、形态、颜色、边缘、透明度、湿润度、表面光泽、黏稠度等有所差异（图 2－7a）。

（2）放线菌　致密、难挑起、正反面颜色不相同。不同的放线菌形成的菌落大小、形态、颜色、边缘、湿润度、表面光泽等有所差异（图 2－7b）。

（3）霉菌　较大、疏松、呈绒毛状或絮状、难挑起。不同的霉菌形成的菌落大小、形态、颜色、边缘等有所差异（图 2－7c）。

（4）酵母菌　较细菌菌落大而厚些，易挑起，不同菌种菌落的颜色、光泽、质地、表面和边缘等有所差异（图 2－7d）。

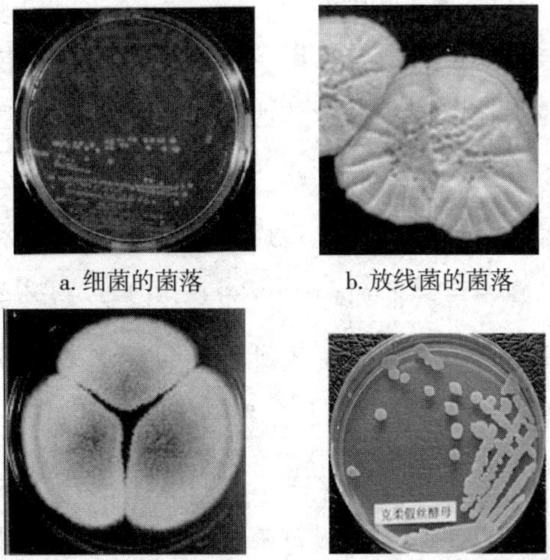

a. 细菌的菌落
b. 放线菌的菌落
c. 霉菌的菌落
d. 酵母菌的菌落

图 2－7　不同菌种的菌落特征

知识链接

微生物纯种分离技术发展简史

在自然界中，各种微生物之间并不是离群索居的。在任何天然环境中，都有多种微生物共同生活。每种微生物有不同的形态和生理特征，所以他们在自然界的作用和对人类的影响也必然有差异。我们要了解某种微生物对于人类有害还是有益，或者目前与人类还没有什么特别密切的关系，就必须单独把这种微生物分离出来研究。这就是在无菌技术的基础上微生物学的另一项基本技术——纯种分离技术。

要从含有成亿个细胞，成百个种类微生物的样品中分离出某种微生物，并不是容易的事。第一个成功地分离出纯种细菌的，是在手术中采用消毒剂的医生李斯特。关键在于他发明了一种可以取出数量可以小到0.00062ml牛奶的微量注射器。因为这样才可能使样品中的微生物尽可能少。他用不含任何微生物的灭过菌的水稀释极少量的牛奶，再把稀释的牛奶分装在几个灭过菌的酒杯中，成功地分离出现在还在制造酸奶中采用的乳酸链球菌。这种方法经过100多年的改进，现在仍然是一种分离纯种微生物的常用方法，叫做系列稀释法。

李斯特的方法毕竟太麻烦了。比李斯特早几年，有位科学家把要分离的样品用灭菌后的水稀释后放在煮熟的马铃薯片上，在温暖的地方培养几天后，马铃薯上长出星星点点的五颜六色的菌落。当时这位科学家认为至少有一部分菌落是由一个细胞繁殖形成的，如果重复几次，就可以分离到纯培养物。不过，真正解决问题的纯种分离方法，是著名的德国医生，伟大的微生物学奠基人之一科赫和他的研究小组建立起来的。科赫在明胶中加上一些营养物质（例如肉质），加热融化后倒在一片灭过菌的玻璃片上，待其凝固后，用在火焰上烧红过，因而烧死了全部原来附着的微生物的白金丝蘸上一点要分离的样品（因为白金丝烧红后很快便会冷却，立即用来蘸样品时也不会烧死样品中我们需要分离的微生物。现在我们用电炉丝代替，价格便宜多了，这就是我们今天常见的接种针），在凝固的明胶上轻轻划动，使样品中的很少量微生物沾在明胶上，然后用玻璃罩盖上玻璃片，以防空气中的杂菌落下污染。几天后，明胶板上便长出一个个彼此分开的菌落。这种方法叫做划线分离法。由于明胶是透明的，所以很容易观察。但是，明胶在摄氏 20 多度会融化，在一般细菌生长需要的37℃下不能成为固体，菌落便不可能形成。科赫的助手黑塞在他妻子的提示下，发现用洋菜（学名叫琼脂，一种做果酱的植物胶）代替明胶，可以克服明胶在37℃会融化的缺点；另一位助手又设计了一种圆形的有边的，可以对着盖起来的培养器具，使得融化的洋菜或明胶不会随便乱流，又可以避免污染杂菌，这就是每个微生物学工作者都非常熟悉的培养皿。从 19 世纪 80 年代起，这些分离微生物的特殊用具，成了微生物学实验室必备的特征性物品，至今依旧。

我们马上我们会提出一个疑点：这些在马铃薯片或琼脂上长出的菌落真是由一个微生物细胞繁殖来的吗？可能不是。为了排除这个疑点，当时人们采用反复多次，并仔细用显微镜检查的办法。后来，有人发明了可以在显微镜下用极细的玻璃丝挑取单个细胞的工具——单细胞分离器，纯种分离的技术便成熟了。长期实践的经验告诉我们，尽管不用单细胞分离器有一定风险，但是用稀释法或划线分离法，在适当重复操作后，在很大程度上可以达到纯种分离的目的。

为了获得单一类型微生物，即纯培养物，微生物学家通常采用称作富集培养的技术。所谓富集，就是指在分离纯培养之前，通过这种技术使需要分离的对象在培养基中尽量生长得多一点。为了富集，首先要选择好适合对象微生物的培养基，微生物学家称为选择性培养基。例如，当我们想分离有固氮作用的细菌时，在培养基中可以加糖，但不能用含氮的营养物。在这种培养基中加入一小撮土壤，便只有那些能够利用大气氮的微生物得以生长，因此该培养物就会富含固氮细菌。自然，一旦它们开始生长，有些固定下来的氮就会被土壤接种物中的其他细菌所利用，而随着后者的生长，培养物将变得相当混杂。但培养物中会富含固氮细菌，至少在培养初期是如此。同样，若想得到硫细菌，可在培养基中保留铵盐，并以含硫的营养物取代糖；以硫酸铁代替糖则有助于铁细菌的生长。还可以采用不变更培养基组成而只改变酸度的办法，因为弱酸性含糖培养基有利于酵母菌和霉菌的生长，而细菌却不喜欢这种环境。要分离厌氧细菌，可以让培养基和空气隔绝，简便的方法是使培养基装满到瓶口并塞紧来富集。

根据同样的原理，我们如果想得到具有某种特定功能的微生物，首先可以用选择培养基来进行富集。如果我们想得到能够分解橡胶或塑料的微生物，就可以在培养基中加进橡胶或塑料。虽然我们在自然界中可以见到一些对简单的富集技术无动于衷的微生物，但一般说来，富集培养是寻求微生物纯培养的第一步。

然而，医学微生学家不太采用富集培养方法，原因很简单，因为从一位受感染的患者身上取得的样品就是一份富集培养物，因此医学科学可立即进行第二步工作，即从富集了的微生物中把纯菌株分离出来。

不过我们在实验室中分离纯化的微生物是否与自然界实际存在的完全一致呢？这是个问题。已故的荷兰卓越微生物学家克鲁维教授早就指出，所有的细菌培养物均是实验室的人工产物，为了适应实验室的生长条件，这些微生物的特性已经起了变化。一个简单的例子是引起伤寒的细菌伤寒杆菌，当刚从伤寒病患者体内分离出来时，常常需要向培养基中补加一种氨基酸促进它们生长，但在实验室中培养几次后，它们容易丧失此种特性，即变得能够自已制造这种氨基酸了，当用该菌株去感染实验动物并再度分离它时，它又恢复了需要氨基酸的这一特性。微生物具有惊人的适应性，由此可见一斑。所以我们必须牢记，不要把实验室中微生物材料的表现完全等同它们在自然环境中的情况。

(引自 http：//www. kepu. com. cn/gb/lives/microbe/microbe_ development/200310170040. html)

技能训练

从土壤中分离纯化放线菌

一、训练目的

1. 掌握放线菌的生长特性，微生物的培养方法。

2. 掌握微生物实验的基本生物技术，主要包括无菌操作技术，纯种分离技术，纯种培养技术等。

3. 掌握合成培养基，选择培养基的制备方法。

二、训练原理

放线菌是重要的抗生素产生菌，主要分布在土壤中（主要是链霉菌），其数量仅次于细菌。一般在中性偏碱性、有机质丰富、通气性好的土壤中含量较多。由于土壤中的微生物是各种不同种类微生物的混合体，为了研究某种微生物，就必须把它们从这些混杂的微生物群体中分离出来，从而获得某一菌株的纯培养。分离放线菌常用稀释倒平板法。根据放线菌的营养、酸碱度等条件要求，常选用合成培养基或有机氮培养基。如果培养基成分改变，或土壤预先处理（120℃热处理1h），或加入某种抑制剂（如加数滴10%酚等），都可以使细菌，霉菌出现的数量大大减少，从而淘汰了其它杂菌。再通过稀释法，使放线菌在固体培养基上形成单独菌落，并可得到纯菌株。

高氏一号合成培养基是培养放线菌的培养基。这种培养基是采用化学成分完全了解的纯试剂配制而成的培养基，高氏一号培养基：碳源为可溶性淀粉、氮源为 KNO_3、NaCl、$K2HPO_4 \cdot 3H_2O$、$MgSO_4 \cdot 7H_2O$ 作为无机盐，$FeSO_4 \cdot 7H_2O$ 作为微生物的微量元素，提供铁离子等组成

三、步骤

1. 高氏一号合成培养基的制备

$K_2HPO_4 \cdot 3H_2O$ 0.125g，可溶性淀粉5g，硝酸钾0.25，$MgSO_4 \cdot 7H_2O$ 0.125g，$FeSO_4 \cdot 7H_2O$ 0.0025g，氯化钠0.125g，琼脂5g，水250ml。

配制时，先依次加入上述药品（除琼脂外）顺序溶解，加入无菌水至250ml，调节pH至7.4，调节pH时，加入酸碱要缓慢、少量、多加搅拌，防止局部过酸或过碱而破坏营养成分。再加入琼脂不断搅拌震荡至溶化后，121℃灭菌20min。

将6套平皿、12只试管灭菌。

2. 采集土样

土壤的种类和自然条件，影响着放线菌的种类和分布数量。链霉菌主

要存在于干燥、偏碱而营养丰富的土壤里，而小单孢菌多分布在潮湿土壤或湖底泥土中。因此在采土时，应注意地区、时间和植被情况。采土季节以春秋两季为宜，雨季不宜采土。采集的土壤，最好随即分离，否则要放在阴凉通风处，防止变潮生霉。

采土地方若小于50m^2，则可先顺对角线选定三个点，在每个点上进行采土。将三个点采得的土放入一个无菌纸袋内并附上标签作为一个土样。如大于50m^2，则按梅花形选5个点，将5个点采得的土算作一份土样。

标签内容：土壤编号及采集日期；采集地点；土壤特征（黑钙土、黏土、腐殖质上、黄土、栗色土)。

方法：在选定的采土地点处，用小铲除去表土5cm，然后用酒精棉球擦拭过的铁锹深挖15~20cm处，取该处土15g左右，然后在其他各点按上法进行采土，将各点采得的土放入一个无菌纸袋内，并进行土样编号，按要求记录有关土样的内容。

3. 土壤中放线菌的分离

(1) 编号，分装：取6套无菌平皿，在皿底贴上标签，注明土壤稀释液的稀释度（10^{-1}、10^{-2}、10^{-3})。每个稀释度做两个培养皿。然后在每皿中倒入已溶化并冷凝至50℃左右的高氏一号培养基15~20ml左右，并加入数滴苯酚，在桌上水平晃动平板混合，待冷凝成平板。

另取5支盛有9ml一只盛有10ml无菌水的试管，排列于试管架上，依次标明10^{-1}、10^{-2}、10^{-3}。

(2) 稀释倾注分离　称1g土样放入10ml无菌水试管中振荡10min，即10^{-1}的土壤悬液，静置30s。

用无菌吸管无菌操作取10^{-1}浓度的土壤悬液1ml并加入编号10^{-2}的无菌试管中，并吹吸吸管2~3次，吸时伸入管底，吹时离开水面，使其混合均匀。即为10^{-2}浓度的土壤稀释液。依此类推，直到稀释至10^{-3}的试管中(每个稀释度换1支无菌吸管)（图2-8)。

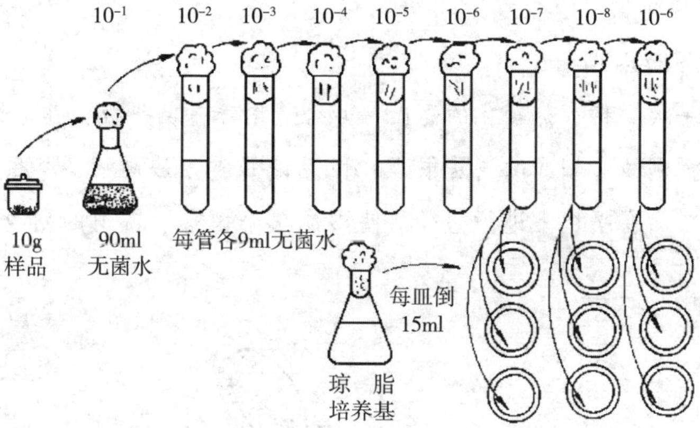

图2－8　制备土壤稀释液

(3) 倒平板分离培养　稀释涂布平板法：用1ml无菌吸管分别精确地吸取10^{-1}、10^{-2}、10^{-3}的稀释菌液1ml，对号放入编好号的无菌培养皿中，每一浓度对应两个平板。用无菌涂布棒（从低浓度开始）将加入平板培养基上的土壤稀释液在整个平板表面涂匀，涂完一个平板用酒精灯灭菌。

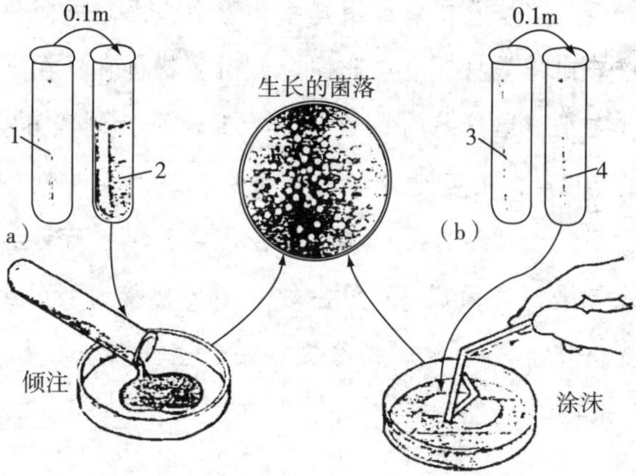

图2－9　涂布平板和铺平板

(4) 培养　接种完毕，将平皿放入28℃恒温箱培养7天，观察平皿上放线菌（主要是链霉菌）菌落。

稀释倒平板法时涂布要均匀，否则，细菌密度不均导致菌落生长过于集中，细菌无法充分利用营养成分影响生长，且在鉴别时较难看到明显的抑菌圈。

4. 菌种纯化

(1) 平板划线

①倒平板　将加热融化的高氏一号合成培养基倒平板，并标号。

②平板划线　划线的方法很多，但无论哪种方法划线，其目的都是通过划线将样品在平板上进行稀释，使形成单个菌落。常用的划线方法有下列二种：

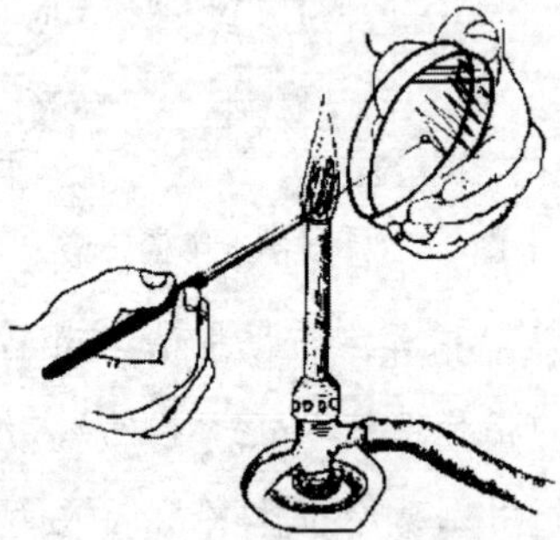

图2－10　划线操作

- 分区划线　将培养皿底部用拇指和无名指固定成倾斜状态，在火焰旁将培养皿稍微打开。在此同时，用环状接种针在火焰旁刮取少许菌苔，在平板培养基的一边，作第1次平行划线6～7条，转动培养皿约70°角，用烧过冷却的接种环，通过第1次划线部分作第2次平行划线，然后再用同样方法，作第3次平行划线。划线时，接种针应与平板表面成30°角左右。不要使接种针碰到培养皿边缘，也不要将培养基划破。划线完毕后，盖上皿盖，倒置于温室培养(图2－11)。

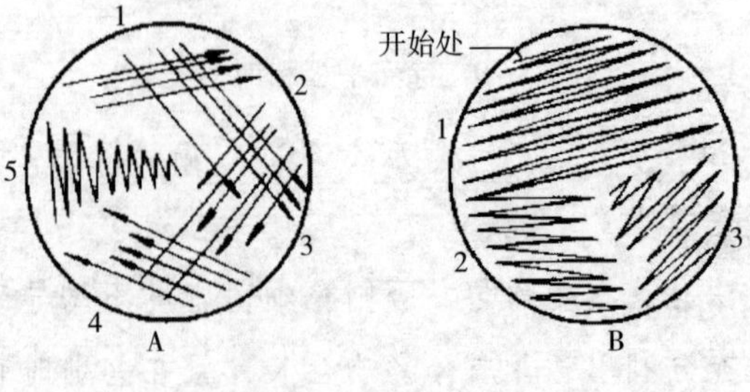

图2－11　分区划线示意图

- 连续划线　将挑取有样品的接种环在平板培养基上作连续划线。划线完毕后，盖上皿盖，倒置28℃培养。

(2) 斜面培养　每组挑两株菌划线接种于高氏一号合成培养基斜面上，28℃培养7天。

注意：整个过程要保证在无菌条件下进行，培养基及仪器可用高压蒸汽灭菌。接种时，实验桌要用95%的乙醇擦拭，且在接种时要在火焰区的无菌范围内（空气中含有大量灰尘、细菌和霉菌孢子等造成污染），且打开培养基时间尽量短。

5. 放线菌染色镜检和生理生化实验

放线菌可以产生色素，且放线菌代表属也分好几种。其菌落一般为圆形，菌落质地致密表面呈较紧密的绒状或坚实、干燥、多皱，地衣状。表面干燥。可作为鉴别菌种的基本参考依据。

孢子丝生长到一定阶段可形成孢子由于孢子含有不同色素，成熟的孢子堆也表现出特定的颜色，而且在一定条件下比较稳定，故也是鉴定菌种的依据之一。但孢子的形态和大小不能笼统地作为分类鉴定的重要依据。

(1) 孢子丝及孢子的观察

①将培养3~4天的细黄链霉菌的培养皿打开，放在显微镜低倍镜下寻找菌落的边缘，直接观察气生菌丝和孢子丝的形态，注意其分枝情况、卷曲情况等。

②取清洁的盖玻片一块，在菌落上面轻轻按压一下，然后将印有痕迹的一面朝下放在有一滴吕氏碱性美蓝染液的载玻片上，将孢子等印浸在染液中，制成印片。用油镜观察孢子的形状、孢子丝等。

(2) 淀粉水解实验

①原理：有些细菌具有合成淀粉酶的能力，可以分泌胞外淀粉酶。淀粉酶可以使淀粉水解为麦芽糖和葡萄糖，淀粉水解后遇碘不再变蓝色。

②步骤：

a. 准备淀粉培养基平板：将熔化后冷却至50℃左右的淀粉培养基倒入无菌平皿中，待凝固后制成平板。

b. 用记号笔在平板底部划成四部分，在每部分分别写上菌的代号，用接种环取少量的待测菌，点接在培养基表面的相对应部分的中心。

c. 培养：将接种后的平皿置于28℃恒温箱培养5～7天。

d. 检测：取出平板，打开平皿盖，滴加少量的碘液于平板上，轻轻旋转，使碘液均匀铺满整个平板。菌落周围如出现无色透明圈，则说明淀粉已经被水解，表示该细菌具有分解淀粉的能力。可以用透明圈大小说明测试菌株水解淀粉能力的强弱。

想一想

1. 在微生物的人工培养中，怎样避免杂菌的污染？
2. 固体培养基中，琼脂起到什么样的作用？
3. 无菌操作技术的两个原则是什么？应注意哪些操作要点？

任务三　培养基的配制

知识链接

- 培养基是满足微生物营养需求的营养物质基质。配制时要选择适宜营养物质并调整其浓度及配比、控制氧化还原电位和pH、利用廉价且容易获得的原料及灭菌处理。
- 培养基是微生物试验的基础，直接影响微生物试验的结果。适宜的培养基制备方法及贮藏条件是提供优质培养基的保证。

人工的将碳源、氮源、无机盐、生长因子、水等物质混合在一起，再调节适宜的pH，就成了供微生物生长繁殖的培养基。由于这些原材中含有各种微生物，而培养基是提供微生物纯培养用的，故配制后应经灭菌呈无菌状态。

不同的微生物所需的营养成分不同，培养基的组成也不同。培养一般细菌通常用牛肉膏蛋白胨培养基；培养放线菌常用高氏一号培养基；培养真菌常用沙保培养基。

每种培养基都可配制成液体、固体及半固体三种物理状态以满足不同的培养目的。液体培养基、固体培养基、半固体培养基的区别在琼脂加量上。不加琼脂，为液体培养基；若加入1.5% ~2%的琼脂，即成为固体培养基；若加入0.2% ~0.5%的琼脂，即为半固体培养基。琼脂加热至100℃时融化，再冷却到45℃时又凝固，主要用作赋形剂（凝固剂）。

一、营养肉汤培养基（液体）的制备

1. 培养基配方

牛肉膏浸出粉3.0g　　胨10.0g

氯化钠5.0g　　蒸馏水1000ml

pH 7.2 ±0.2

2. 配制方法

（1）称量　按培养基配方依次准确地称取牛肉膏、蛋白胨、氯化钠，放入1000ml的搪瓷量杯或小铝锅中。一些不易称量的成分，如牛肉膏，可用玻璃棒挑取牛肉膏，放入已知质量的小烧杯或表面皿中称量，用热的蒸馏水熔化后倒入搪瓷量杯或小铝锅中。

（2）溶解　在上述搪瓷量杯或小铝锅中，加入约900ml的蒸馏水，用玻璃棒搅匀，然后在石棉网上加热，使各成分充分溶解。补足1000ml水量

（3）调pH　逐滴加1mol/L NaOH用玻棒搅匀，在滴加的过程中，用玻棒沾取培养基点在广泛pH试纸上，对照pH，调至7.6。如果pH调过头，可用1mol/L HCl回调。

（4）分装　将配制的培养基分装入试管或三角瓶内。试管的装量不超过管高1/4；三角瓶的装量以不超过三角瓶容积的一半为限。分装通常使用大漏斗，漏斗下口连有一段橡皮软管，橡皮管下面再接一根玻璃滴管，橡皮管上夹一弹簧夹（图2－12）。

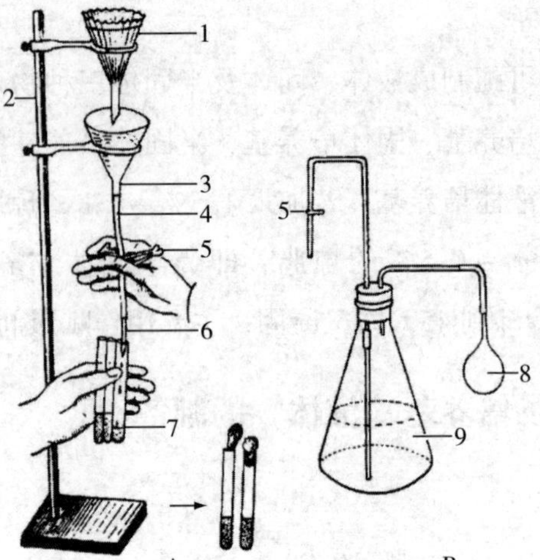

图 2－12　培养基的分装

1－利用漏斗灌入；B. 利用吸耳球压入

1. 过滤漏斗；2. 铁架台；3. 三角漏斗；4. 乳胶管；

5. 弹簧夹；6. 玻璃滴管；7. 试管；8. 吸耳球；9. 培养基

（5）加塞、包扎　分装培养基结束后，加塞（棉塞的制作见图2－13、14)、用牛皮纸将棉塞部分包好，并用记号笔注明培养基的名称、组别、日期。

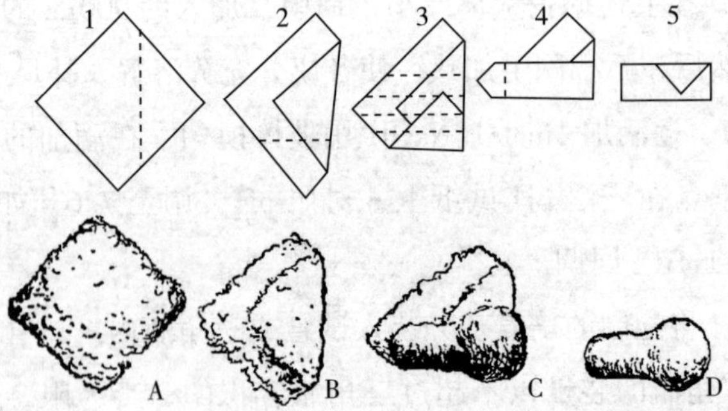

图 2－13　棉塞的制作过程

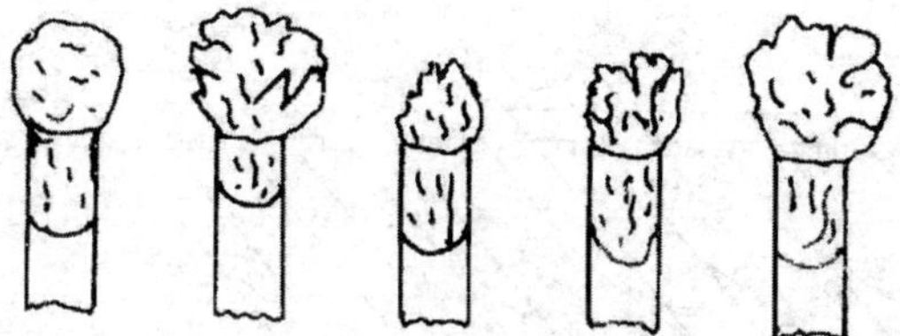

图 2－14　试管棉塞的规范要求

1－正确式样；2. 管内部分太短，管外部分太松；3. 外部过小；
4. 整个棉塞太松；5. 管内部分过紧，外部太松

（6）灭菌　装入高压灭菌锅，103.42kPa，121.3℃，灭菌 20～30min。

（7）无菌检查　将灭菌的培养基抽样置 37℃温箱（或培养箱）内，培养 24～48h，证明无菌生长后才可使用。

二、肉汤琼脂培养基（固体）的制备

1. 培养基配方

牛肉膏 3.0g　　胨 10.0g

氯化钠 5.0g　　琼脂 14.g

水 1000ml　　pH 7.2±0.2

2. 配制方法

肉汤琼脂培养基与肉汤培养基的区别仅在于有无琼脂。配制过程中，条状琼脂先用剪刀剪成小段，然后加入，加热过程中应注意不断搅拌，以防琼脂糊底。溶化后用热水补足 1000ml 水量，再按（一）的方法进行调 pH、分装、加塞、包扎及灭菌。

灭菌后，需做成斜面的试管应趁热摆成斜面（图 2－15）。制成的斜面长度以不超过试管总长的一半为宜。

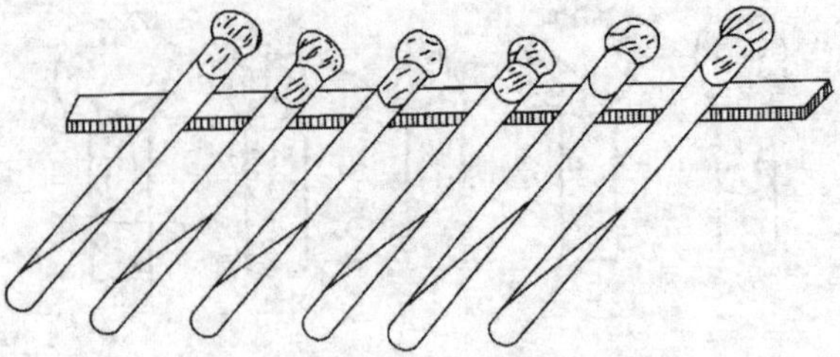

图 2 – 15　摆斜面

三、肉汤半固体培养基的制备

1. 培养基配方

牛肉膏 3g　　蛋白胨 10g

氯化钠 5g　　琼脂 2 ~ 5g

蒸馏水 1000ml

pH 7.4

2. 配制方法

肉汤半固体培养基的制备方法与肉汤琼脂培养基的区别仅在于配方中琼脂量减少了，其他过程相同。分装小试管时，以不超过试管高度的 1/3 为宜。调 pH、加塞、包扎，经高压蒸汽灭菌后，直立冷却即成。

四、高氏 1 号培养基（培养放线菌用）

1. 培养基配方

可溶性淀粉 20g　　氯化钠 0.5g

磷酸二氢钾 0.5g　　硫酸亚铁 0.01g

硫酸镁 0.5g　　硝酸钾 1g

琼脂 20g　　蒸馏水 1000ml

pH 7.2 ~ 7.6

2. 配制方法

（1）加约 500ml 蒸馏水于小铝锅中，在电炉上加热。

（2）称量　按配方依次称取氯化钠、磷酸二氢钾、硫酸亚铁、硫酸镁、硝酸钾，加入小铝锅中，搅匀。可溶性淀粉另称在100ml的烧杯中加入约50ml的蒸馏水调成糊状，待培养液沸腾时加入小铝锅中，边加边搅，以防止糊底。

（3）加入琼脂（剪碎的）煮沸至完全融化，整个过程要不断搅拌，以防止糊底。

（4）用热水补足1000ml，水量按（一）方法调pH至7.4～7.8。

（5）加塞、包扎及灭菌。

（6）灭菌后趁热摆斜面。

五、沙保琼脂培养基（培养真菌用）

1. 培养基配方

蛋白胨10g　　葡萄糖（或麦芽糖）40g

琼脂20g　　蒸馏水1000ml

2. 配制方法

（1）称量　按配方依次称取蛋白胨、琼脂（剪碎），加入装约800ml小铝锅中，加热，不断搅拌使琼脂融化。

（2）琼脂完全融化后称取葡萄糖（或麦芽糖）加入小铝锅中。搅匀使溶解。

（3）用热水补足1000ml水量。pH自然。

（4）加塞、包扎及灭菌。

（5）灭菌后趁热摆斜面。

六、大豆酪蛋白琼脂培养基（TSA）培养基（空气沉降菌、浮游菌测试用）

1. 培养基配方

酪蛋白胰酶消化物15g　　氯化钠5g

大豆粉木瓜蛋白酶消化物5g　　琼脂15g

蒸馏水1000ml

2. 配制方法

（1）称量　按配方依次称取除琼脂外的上述成分，混合，微热溶解，

（2）调节 pH 使灭菌后为 7.3 ± 0.2，加入琼脂，加热，不断搅拌使琼脂融化。

（3）加塞、包扎及灭菌。

（4）冷却至 60℃，在无菌要求下倾注约 20ml 至无菌平皿（φ90mm）中。加盖后在室温放至凝固。

七、沙氏琼脂培养基（SDA）培养基（空气沉降菌、浮游菌测试用）

1. 培养基配方

葡萄糖 40g　　琼脂 15g

酪蛋白胰酶消化物、动物组织的胃酶消化物等量混合 10g

蒸馏水 1000ml

2. 配制方法

（1）称量　按配方依次称取除琼脂外的上述成分，混合，微热溶解，

（2）调节 pH 使灭菌后为 5.6 ± 0.2，加入琼脂，加热，不断搅拌使琼脂融化。

（3）加塞、包扎及灭菌。

（4）冷却至 60℃，在无菌要求下倾注约 20ml 至无菌平皿（φ90mm）中。加盖后在室温放至凝固。

八、注意事项

（1）熔化琼脂时，要充分搅拌，以防糊底。

（2）蛋白胨易吸潮，称取时动作要迅速。

（3）pH 不要调过头，以免回调而影响培养基内各离子的浓度。

（4）经高压灭菌后，培养液 pH 略有降低，故在调整培养液 pH 时，一般比配方要高出 0.2。

（5）分装培养基的时候，玻璃吸管口不要触及试管口的壁，以免培养

基沾到试管口的壁而造成污染。

（6）淀粉、黄豆粉、玉米粉等要调成糊状后加入到沸水中，否则会结块。

（7）葡萄糖等糖类要在琼脂完全融化后加入，以减少多次加热造成的破坏。

（8）若培养基成分中有微量元素，微量元素需用量少，不易称量，可先配成高浓度的溶液按比例换算后取一定体积的溶液加入。

（9）配置培养基所用的容器和配套器皿应洁净，可用纯化水冲洗玻璃器皿以消除清洁剂和外来物质残留。

（10）脱水培养基应完全溶解于水中，再行分装与灭菌。配制时若需要加热助溶，应注意不要过度加热，以避免培养基颜色变深。如需要添加其他组分时，加入后应充分混匀。

九、培养基的贮藏

配制好的培养基应标记名称、批号、配制日期等信息，并在已验证的条件下贮藏。所采用的贮藏和运输条件应使培养基最低限度的失去水分并提供机械保护。

培养基应避光保存，若要长期保存，应置于密闭容器中以防止水分流失。一般不将灭菌后培养基直接贮藏在高压蒸汽灭菌器中，因为这样培养基的质量会受到影响。由于凝胶特性会被冷冻破坏，含琼脂的培养基不得在0℃或0℃以下存放。琼脂平板最好现配现用，或者在2～8℃保存，一般以不超过一周为宜，且应密闭包装。

固体培养的再融化一般采用水浴或流通蒸汽加热。若使用微波炉，应避免培养基过度受热及水分的蒸发，更要注意避免烫伤。为了避免因过度受热造成培养基质量下降或微生物污染，固体培养基只允许灭菌后融化1次。融化的培养基应置于45～50℃的水浴中，不得超过8h。

倾注培养基时，应擦干培养基容器外表面的水分，避免容器外壁的水滴进入培养中造成污染。

技能训练

玻璃器皿的洗涤、干燥和包扎

一、玻璃器皿的洗涤

1. 新购置的器皿

新购置的玻璃器皿最好的办法是用10%的盐酸溶液浸泡一夜，再用清水洗净；也可浸在肥皂水中1h，再用清水洗净。

2. 一般仪器

(1) 一般器皿如试管、烧杯、培养皿等，若沾有有害微生物，先用高压灭菌锅灭菌或用漂白粉溶液消毒后，再用水洗。

(2) 用肥皂水洗时，可以加热煮沸，洗过之后用清水冲洗几次，最后用少量蒸馏水洗一次，器皿干燥后就会更加洁净、光亮。

(3) 若需更洁净的仪器，可用浓铬酸洗液处理。试管、烧杯、培养皿等在铬酸洗液中浸10min，滴定管、吸管和移液管则要1~2h。洗涤液处理后的玻璃器皿，要用水充分冲洗，将洗液完全洗去，最后用少量蒸馏水再洗一次。

3. 载玻片与盖玻片

已用过的带有活菌的载玻片与盖玻片，可先浸在5%的石碳酸溶液中消毒，然后用水冲洗干净，水洗后在铬酸洗涤液中浸数小时后再用水洗几次。

若载玻片和盖玻片上沾有油脂等物质，可先用肥皂水煮过后再洗。

洗净的载玻片与盖玻片，可贮在95%的乙醇（滴入少量浓盐酸）中，用时可用柔软洁净的布擦干或将酒精烧去。

4. 滴定管、吸管和移液管

带菌的滴定管、吸管和移液管等，应立即投入5%石碳酸溶液中过夜，先进行灭菌。然后用自来水冲洗，再用蒸馏水冲净。不带菌的可直接清洗。

5. 特殊清洁法

精密的实验，只将玻璃表面附着物洗去还不够，玻璃中的可溶性杂质也影响实验结果。这些玻璃器皿，可先在0.1mol/L的氢氧化钾溶液或0.1mol/L的氢氧化钠溶液中煮1h，洗过后再在0.1mol/L的硫酸或0.1mol/L的盐酸溶液中煮1h。然后再用蒸馏水洗几次，再在蒸馏水中浸几小时后干燥。

二、玻璃器皿的干燥

洗净后的玻璃器皿，一般是放在木架上或其他合适的地方，在室温下干燥。若需要高温干燥，温度一般在80～100℃为宜。压缩空气吹干比较快，但压缩空气不太洁净，需要很干净的器皿时不宜用。若需快速干燥，可将洗净的玻璃器皿先用无水酒精少许湿润，倒去后再加少许乙醚，任其干燥。

三、玻璃器皿的包扎

洗净的玻璃器皿，有些还需在电烤箱中进行干燥，灭菌前需要包扎。

1. 培养皿

培养皿可单独用纸包装，也可几套培养皿一起用纸包装。

2. 试管、烧杯、锥形瓶

试管、锥形瓶先加棉塞，烧杯口加盖6～8层，最后用纸包扎后在电烤箱中进行干热灭菌。

3. 移液管

为防止细菌进入口中，并避免将口中细菌吹入移液管内，移液管应距管口1～2mm处用铁丝塞入棉花少许（约4～5cm长）。棉花要塞得松紧适宜，吹时能通气但棉花不滑下去。将塞好棉花的移液管尖端，放在4～5cm宽的纸条一端约成45°角，折叠纸条包住尖端，用左手捏住移液管，右手将移液管压紧，在桌面上向前搓转，每只移液管分别以螺旋式包扎起来。上端剩余纸条折叠打结，放在电烤箱中准备灭菌（图2－16）。

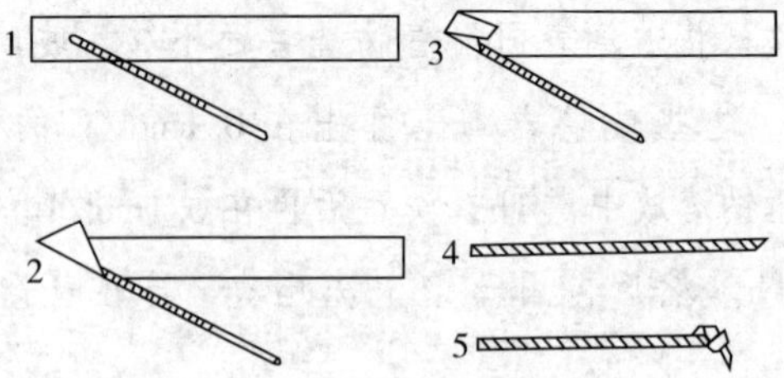

图 2-16　吸管的包装方法

常用洗涤液配制使用技术

一、铬酸洗涤液的配制与使用

1. 配方

(1) 浓配方：重铬酸钾（工业用）40g

浓硫酸（粗）500ml

自来水 160ml

(2) 稀配方：重铬酸钾（工业用）50g

浓硫酸（粗）100ml

自来水 850ml

2. 方法

将重铬酸钾溶解在自来水中，慢慢加入浓硫酸，边加边搅拌，配好后，贮存于广口的玻璃瓶内，盖紧塞子备用。应用此液时，器皿必须干燥，同时切忌把大量还原物质带入，这样就可应用多次，直到溶液呈青褐色为止。在使用时，为增加去污作用，稀的铬酸洗涤液可以煮沸使用。

二、酸和碱的使用

若器皿上沾有焦油和树脂等物质，可用浓硫酸或 40% 的氢氧化钠溶液使它们溶解后洗去，一般只需 5~10min，有时需数小时。

三、肥皂和其他洗涤剂的使用

肥皂水是很好的去污剂，加热后去污力更强。油脂太多的器皿，先用吸水纸将油擦去后，再用肥皂水洗。此外还有其他洗涤剂如 10% 的磷酸钠溶液去污、去油脂能力更强，比用肥皂洗更加洁净。

培养基的配制

一、目的要求

掌握培养基的制备方法。

二、基本原理

培养基是人工配制的适合微生物生长繁殖或积累代谢产物的营养基质，用以培养、分离鉴定、保存各种微生物或积累代谢产物。利用培养基配方，按照培养基配备方法配制培养基；根据市售商品标签要求配置培养基。

三、器材试剂

1. 实验器材

（1）设备　分析天平、湿热灭菌器（高压蒸汽灭菌锅）、干热灭菌器（烤箱）、冰箱。

（2）器材　锥形瓶（250ml）、玻璃棒、纱布、烧杯、量筒、培养基分装器、天平、牛角匙、pH 试纸（pH 5.5～9.0）、棉花、牛皮纸、记号笔、麻绳等。

2. 试剂

酪蛋白胰酶消化物、动物组织的胃酶消化物、大豆粉木瓜蛋白酶消化物、蒸馏水、葡萄糖、氯化钠、琼脂等。

四、操作步骤

（一）培养基的制备种类

配制培养基的种类有：

（1）营养琼脂培养基。

（2）大豆酪蛋白琼脂培养基（TSA）培养基（空气沉降菌、浮游菌测试用）。

（3）沙氏琼脂培养基（SDA）培养基（空气沉降菌、浮游菌测试用）。

（二）培养基配制步骤

1. 称量

按照所需配制的培养基数，按比例称量相应的药品。

2. 溶解

加入适量蒸馏水，微温，溶解药品。

3. 调节 pH

用 1mol/L NaOH 或 1mol/L HCl 调节培养基至所需的 pH。

4. 分装

将所过滤好的培养基分装到锥形瓶中。

5. 加塞

加盖面塞，并用牛皮纸包好，用麻绳封口，准备灭菌。

6. 灭菌

115℃，30min，湿热灭菌。

7. 凝固

冷却至 60℃，在无菌要求下倾注约 20ml 至无菌平皿（φ90mm）中。加盖后在室温放至凝固。

想一想

1. 如何检查制备好的琼脂平板是否符合无菌要求？
2. 配制培养基时，pH 的调节需要注意哪些问题？
3. 培养基的贮藏、保存和再融化需要注意哪些问题？

任务四　环境控制区的微生物学监测

知识链接

- 药品生产中微生物的污染风险来自于设施、设备、物料、水系统、空气和压缩空气以及人员。
- 环境控制区的微生物学监测包括空气微生物监测、表面微生物监测以及人员监测。

在药品生产的过程中，存在着很多影响药品质量的因素，包括环境空气带来的污染，药品间的交叉污染和混淆，操作人员的人为差错等。正因为如此，我们必须遵守药品生产的质量管理规范和制度，尽可能减少这些影响药品质量的因素，确保患者的安全用药。

相关法律法规

药品生产质量管理规范（2010年修订）无菌药品附录中规定

第十一条 应当对微生物进行动态监测，评估无菌生产的微生物状况。监测方法有沉降菌法、定量空气浮游菌采样法和表面取样法（如棉签擦拭法和接触碟法）等。动态取样应当避免对洁净区造成不良影响。成品批记录的审核应当包括环境监测的结果。

对表面和操作人员的监测，应当在关键操作完成后进行。在正常的生产操作监测外，可在系统验证、清洁或消毒等操作完成后增加微生物监测。

GMP中规定原料药、制剂以及部分医疗器械必须在特定的洁净环境下生产。特别是大部分的无菌药品需要采用无菌工艺生产，生产过程的无菌程度直接关系到药品的无菌水平。譬如生产过程出现单支污染最后的无菌检查很难检查出来，这样就会流向市场，对用药安全造成极大危害。所以，为维护药品生产用洁净区环境的稳定性、确保药品质量安全，对洁净区的环境质量采取合理的控制措施和评价方式是非常重要的。

一、药品生产中微生物的污染风险

在药品的生产中，我们认为，当一个产品存在有不需要的物质时，它即受到污染。其中，微生物污染是一种重要的污染形式，因微生物产生、附着而给特定的环境带来不良影响。

药品生产中进行微生物控制是十分必要的，是防止微生物污染导致的药物变质反应的需要。低水平的致病微生物或者高水平的条件致病微生物以及有毒的微生物代谢产物都可能引起药物的变质反应。这些变质反应包括细菌污染、药物物理、化学上的变化以及疗效、热原质的变化。

药品中的微生物污染是十分特殊的。这不仅是由于微生物污染是活的能够繁殖的生物污染，还由于其微生物的数量少而且分布不均匀，生存环境的多样性和复杂性。故而，控制药品生产中的微生物污染是一项药品生产贯穿始终的工作，

1. 药品生产中微生物污染的途径

（1）自身污染　自身污染是指员工自身携带的微生物的污染。

（2）接触污染　接触污染指的是与非无菌的器具、器械或人员接触而产生的微生物污染。

（3）空气污染　空气污染指的是空气中所含微生物的沉降、附着和吸附而造成的污染。

（4）其他污染　由于其他因素，如昆虫等造成的微生物污染。

2. 药品生产中微生物的污染来源与控制

（1）生产环境和生产设施和设备　药品生产的环境、设施和设备通常的可能污染微生物的类型有分支孢子霉菌和曲霉菌。这些微生物的来源有天花板、墙壁、地板、排水、门窗、设备和管道。一旦厂房设施有缺陷，如：不密封的天花板和窗户、没有气锁、超压系统等，可以预见会有大量的微生物入侵。即使是墙壁或地板上最小的裂缝，也会给微生物滋生提供良好的机会。所以天花板上所用的涂料是决定消毒有效性的关键。另外，设施和设备的施工和维护以及洁净设计都是影响药品生产是否会受到微生物污染的关键因素。监测药品生产环境、设施和设备微生物的污染方法有接触皿法和清洁验证。而想要控制这些微生物污染，可以通过卫生设计、卫生材料的选择、有效的消毒和灭菌等手段加以控制。

（2）生产中涉及的原辅料　生产中涉及的原辅料也是重要的微生物的污染来源。如果物料处理的效率过低、物料的储存条件不佳以及物料没有得到有效保护等都会导致微生物污染。常见的污染原辅料的微生物类型有动物源性致病菌和植物源性致病菌。动物源性致病菌如大肠杆菌、沙门菌；植物源性致病菌如欧文菌、假单胞菌、乳酸菌、芽孢杆菌、链球菌、黑霉菌、镰刀霉菌、酵母菌等。一般来讲，原辅料中的这些微生物污染是

与物料的处理程度以及物料操作时的不规范性有着直接的关系。通常，监测药品生产物料中的微生物污染所用的方法是微生物限度检查法。控制污染则要通过热处理、过滤灭菌、辐射灭菌以及环氧乙烷灭菌以及规范的卫生操作等处理手段加以完成。

（3）水系统　水系统的微生物污染主要来自于放线菌属、真菌属以及微球菌属。原水、软化水、去离子水、蒸馏水以及反渗透水都有可能是微生物污染的来源。一般来讲，水的处理和分配以及原水的质量都会影响到水系统的微生物污染的程度。故而，在药品生产中，我们一般采用膜过滤法来进行水系统的微生物学监测。而且，通常情况下，对付水系统的微生物污染则要采用化学法、过滤法和光化学法等方法。

（4）空气、压缩空气　药品生产必然接触空气，这包括房间里的空气、层流空气、压缩空气。故而，对于药品的生产来讲，空气往往作为污染的主要来源。空气的微生物污染来源，有可能源自于尘埃，有可能源自于人的皮肤、体液，也有可能源自于水滴。而且，这些源头上附着的微粒的大小以及空气的湿度都将影响着微生物污染的程度。在空气中可能存在的微生物类型包含有细菌、霉菌以及酵母菌。其中，细菌又分为产芽孢的细菌和不产芽孢的细菌。产芽孢的细菌来自于杆菌属和梭菌属；不产芽孢的细菌来自于葡萄球菌属和链球菌属。空气中的霉菌一般来自于青霉属和曲霉属，而酵母菌一般都是红酵母菌属的菌种。监测空气微生物的方法主要有两种：浮游菌检测和沉降菌检测。这会在稍后的文中介绍。而一般采用的控制空气中微生物污染的方式是过滤、层流技术、化学消毒和紫外线灭菌。

（5）人员　人员是药品生产中最大的微生物污染源。人员的数量和活动量将直接影响着整个洁净区的环境质量。这不仅由于人体内外（人的皮肤、头发、耳道分泌物等）都存在种类众多的微生物，而且由于人员本身的操作不确定性。人身上有大量的需氧菌和厌氧菌。这包括金黄色葡萄球菌、八叠球菌、类白喉菌以及亲脂的酵母菌、浮生细菌等。而人员接触药物的概率以及是否有效接受卫生学培训直接影响着微生物污染的程度。由于涉及到几乎所有的生产步骤，人员的卫生是特别要强调的。这其中既包括了洗涤、更衣、消毒等个人卫生措施，也包括了人员的无菌洁净意识。

二、环境监测的限度

相关法律法规

药品生产质量管理规范（2010 年修订）无菌药品附录中规定

第十二条 应当制定适当的悬浮粒子和微生物监管警戒限度和纠偏限度。操作规程中应当详细说明结果超标时需采取的纠偏措施。

限度的确立可以根据历史数据，结合不同洁净区域的标准制定。如采用数理统计的方法一般可以将平均值加上两倍的标准差作为警戒限度，加上 3 倍的标准差作为纠偏限度。不同的数据选择不同的模型来决定其限度值。对于新厂房而言，可根据以前的类似设施或工艺来制定这些限度，并且要进行一段时间的环境监测，根据监测数据来评价事先确立的警戒限度是否合适，并做出相应调整。

当空气洁净度中的悬浮粒子数量超过规定的标准时，由药厂质量部门联合设备部门查明原因，如果换气次数和风速均正常，则可通过进行洁净环境重新清洁，按要求净化至少半小时，依法测定，应符合规定；如属过滤器问题，由设备部对初效、中效过滤器进行处理或更换高效过滤器；

当微生物数量超标时，则必须对此区域进行重新进行清洁，然后重新监测，测试结果应符合规定。若仍旧不符合规定，则彻底调查分析原因，并采取措施经过重新监测合格后方可继续使用或生产。

当生产间断 10 天以上，必须在生产前对洁净室空气净化进行清洁消毒，并监测悬浮粒子及微生物，应符合规定。当监测结果超出警戒限度时，一般不需要采取纠偏措施，但是当监测结果连续多次超出警戒限度或监测趋势显示系统状况有变差的倾向时，就需要进行调查和采取相应的纠偏措施。当监测结果超出纠偏限度时，则必须立刻启动偏差管理系统对系统超标的原因进行调查，并根据调查结果制度纠偏措施，所有的受影响的产品、批次，经及相关的调查和处理措施都应有文件记录。

限度设定以后，应定期回顾评价。每季度或每年应对微生物监测结果进行回顾，根据结果对警戒限度进行修订；95%的历史数据要低于警戒限度，也可理解为5%的历史数据要大于等于警戒限度。如果历史性数据表明环境有所改善，则限度也应作出相应调整以反映出实际的环境状况。

洁净区空气微生物监测的限度要求参考表2－2。

表2－2　洁净区空气微生物监测的限度要求

洁净度级别	浮游菌 CFU/m^3	沉降菌（φ90mm）CFU/4h
A	<1	<1
B	10	5
C	100	50
D	200	100

洁净区表面微生物监测参考表2－3。

表2－3　洁净区表面微生物监测的限度示例

洁净度级别	接触碟（φ55mm）CFU/碟（cfu/cm^2）	5指手套 CFU/手套
A	<1	<1
B	5	5
C	25	－
D	50	－

三、环境微生物监测的方法

在对洁净区环境及其他环境控制区的空气悬浮粒子和微生物学质量进行监控时，有多种不同类型的监测方法及监测仪器可供选择使用。无论采取哪一种方法，所获得的测试结果必须具有准确性和重现性，以保证被监测区域的环境状况确实处于受控状态。

洁净区的微生物监测包括空气微生物监测、表面微生物监测以及人员监测。空气微生物测定的目的是确定浮游的生物微粒浓度和生物微粒沉降密度，以此来判断洁净区是否达到规定的洁净度。通常，空气的微生物测定有浮游菌和沉降菌两种测定方法。这两种方法可以并存，可以同时测试，也可任选。

表面微生物也是可能的污染源。在生产时，有的表面会直接接触产品，如设备表面，可能会直接污染药品，有的虽然不直接接触产品的表面（墙面、地板），但也可能通过空气污染产品。故而，表面微生物的监测不应局限于直接接触产品的设备表面，而应是所有表面。

洁净区的人员监测也是非常重要的。洁净区人员的数量和活动量将直接影响着整个洁净区环境质量。人身上的大量微生物的存在使得人成为洁净区环境的最大污染源，又由于人员几乎涉及到所有的药品生产步骤，故而对人员的微生物监测是必不可少的。

（一）空气微生物监测

1. 洁净室（区）沉降菌的测试方法

沉降菌是指用规定的方法收集空气中的活生物粒子，通过专门的培养基，在适宜的条件下繁殖到课件的菌落数。

沉降菌菌落数是指在规定时间内每个平板培养皿收集到空气中沉降菌的数目，以个/皿表示。

沉降菌的测试方法采用沉降法。本方法的原理是通过自然沉降原理收集在空气中的生物粒子于培养基平皿，经若干时间，在适宜的条件下让其繁殖到可见的菌落进行计数，以平板培养基中的菌落数来测定洁净环境内的活微生物数，并以此来评定洁净室（区）的洁净度。

洁净室（区）沉降菌的测试分为静态和动态两种测试状态。静态测试时，培养皿的暴露时间为30min以上，室内测试人员不得多于2人；动态测试时，培养皿暴露时间为不大于4h，则须记录生产开始的时间以及测试时间。确认暴露时间的意义在于保证暴露后的培养基不会因为失水等原因影响微生物的正常生长。沉降菌的测试是一种被动式取样的环境监测方法，只能作为定性测试，所获得的数据准确性较差。但在层流区，此法不会干扰气流方向，不失为一种较好的方法。

2. 洁净室（区）浮游菌测试方法

浮游菌是指用规定的方法收集悬浮在空气中活微生物粒子，通过专门的培养基，在适宜的生长条件下繁殖到可见的菌落数。

浮游菌浓度是指单位体积空气中含菌落数的多少，以计数浓度表示，单位是个/m^2 或个/L。

洁净室（区）浮游菌的测试方法是一种计数浓度法。这种方法通过收集悬浮在空气中的生物性粒子于专门的培养基（选择能证实其能够支持微生物生长的培养基），经若干时间和适宜的生长条件让其繁殖到可见的菌落计数，以判定该洁净室的微生物浓度。

浮游菌的测试需要选择合适的浮游菌采样器。

浮游菌采样器一般采用固体培养基撞击法原理，可分为狭缝式平板采样器、离心式或针孔式采样器。

狭缝式采样器由内部风机将气流吸入，通过采样器的狭缝式平板，将采集的空气喷射并撞击到缓慢旋转的平板培养基表面上，附着的活微生物粒子经培养后形成菌落。

离心式采样器由于内部风机的高速旋转，气流从采样器前部吸入从后部流出，在离心力的作用下，空气中的活微生物粒子有足够的时间撞击到专用的固形培养条上，附着的活微生物粒子经培养后形成菌落。

针孔式采样器是气流通过一个金属盖吸入，盖子上是密集的经过机械加工的特制小孔，通过风机将收集到的细小的空气流直接撞击到平板培养基表面上，附着的活微生物粒子经培养后形成菌落。

（二）表面微生物监测

表面微生物监测是为了确定洁净区中物体（包括工作服）表面微生物污染的程度以及洁净区消毒的效果。通常采用直接接触法采样。表面监测是用来监测生产区域表面以及设备和与生产接触表面的微生物量。基本的检测方法有接触碟、擦拭法以及表面冲洗法。每种提供的数据都可以用于产品质量的评价。表面微生物测试必须在动态下监测。

1. 接触碟法

又叫做接触平皿法。其操作简单，且能提供定量结果，故被广泛应用。接触碟法适用于对平整的有规则的表面进行取样监测。通常的碟子为直径 50 ~ 55mm，培养基充满碟子并形成圆顶，取样面积约为 $25cm^2$。具体操作如下：

（1）取样时，打开碟盖，无菌培养基表面与取样面直接接触。

（2）均匀按压接触碟底板，确保全部琼脂表面与取样点表面均匀充分接触，再盖上皿盖。

（3）将取样后并做好标记的接触碟置于培养箱中培养，读数，记录，报告。

（4）取样后，立即用蘸有70%乙醇的纱布擦试被取样表面，以除去残留琼脂。

该法不适用于不规则表面，而且如果培养基比较湿，会造成微生物的混合和蔓延，菌落会连片生长，导致不易计数。

2. 擦拭法

此法适用于对不规则表面，尤其是设备表面进行取样。拭子可以选择棉签，棉签的种类可以是棉质的，也可以是涤纶的。擦拭法与接触碟法一样均属于定量检测方法。

具体操作如下：

（1）棉签头取样前，先在50ml无菌生理盐水或0.1%的蛋白胨溶液中浸湿。

（2）取样：握住棉签柄，以约30°角与取样表面接触，缓慢并充分擦拭，取样面积约24～30cm^2（可用特定的无菌模板确定擦拭面积）。

（3）将取样头折断放入上述溶液中，充分振荡。

（4）进行平皿涂布或者铺平板，培养，计数。

该法对操作者的取样技术和微生物学操作要求很高，另一方面来讲，对于结果的影响也很大。

3. 表面冲洗法

当需要确定设备内表面的生物载荷时，或者面积较大时，可以采用表面冲洗法进行表面微生物监测。该法使用无菌水来冲洗内表面，然后收集、膜过滤后，得到定量结果。但该法需要大量的人工操作，且取样的技术、取样的程序对结果的影响很大。

（三）人员监测

相关法律法规

药品生产质量管理规范2010修订版中规定

第三十四条 任何进入生产区的人员均应按规定更衣。工作服的选材、式样及穿戴方式应与所从事的工作和空气洁净度级别要求相适应。

药品生产质量管理规范2010版附录1无菌药品中规定

第二十四条 更衣和洗手必须遵循相应的书面规程，以尽可能减少对洁净区的污染或将污染物带入洁净区。

第二十六条 工作服及其质量应与生产操作的要求及操作区的洁净度级别相适应，其式样和穿着方式应能满足保护产品和人员的要求。各洁净区的着装要求规定如下：

D级区：应将头发、胡须等相关部位遮盖。应穿合适的工作服和鞋子或鞋套。应采取适当措施，以避免带入洁净区外的污染物。

C级区：应将头发、胡须等相关部位遮盖，应戴口罩。应穿手腕处可收紧的连体服或衣裤分开的工作服，并穿适当的鞋子或鞋套。工作服应不脱落纤维或微粒。

A/B级区：应用头罩将所有头发以及胡须等相关部位全部遮盖，头罩应塞进衣领内，应戴口罩以防散发飞沫，必要时戴防护目镜。应戴经灭菌且无颗粒物（如滑石粉）散发的橡胶或塑料手套，穿经灭菌或消毒的脚套，裤腿应塞进脚套内，袖口应塞进手套内。工作服应为灭菌的连体工作服，不脱落纤维或微粒，并能滞留身体散发的微粒。

第二十七条 个人外衣不得带入通向B、C级区的更衣室。每位员工每次进入A/B级区，都应更换无菌工作服；或至少每班更换一次，但须用监测结果证明这种方法的可行性。操作期间应经常消毒手套，并在必要时更换口罩和手套。

第二十八条 洁净区所用工作服的清洗和处理方式应确保其不携带有污染物，不会污染洁净区。工作服的清洗、灭菌应遵循相关规程，并最好在单独设置的洗衣间内进行操作。

洁净环境中的人员监测包括人员的选择和培训、建立更衣的标准操作程序以及更衣的确认。

每个受训者事先必须先经过无菌操作的培训，如无菌衣穿着的SOP，接触法取样的方法、污染控制和无菌操作技术等。受训者经过3次更衣练习，直到达到“会穿衣进入无菌室”的程度。每个受训者必须经过3次更衣试验达标后才能进入无菌室。

每次微生物学污染试验用直接接触法取样，方法与表面微生物监测中的接触碟法相同。具体取样点如下：

——每个手套（5只手指）；

——胸口处（在拉链中心至少有1点）；

——口罩；

——帽兜额头处；

——防护眼镜（2块镜片）；

——靴子与工作裤接口处（左右各1点）；

——前臂。

人员监测的频率和限度可参考表2－4。

表2－4　人员微生物监测频率及限度示例

监测频次	限度	
	手套	无菌服
每个工作日/班监测1次	≤1个微生物/手套	≤5个微生物/手套

1. 取样

取样前要检查接触琼脂平皿。已被微生物污染的、水汽过多的、过于干燥的或分装不均的平皿不能使用。在接触平皿上应标注：操作人姓名、日期、取样部位（左或右）、取样人姓名。

注意事项：

（1）操作人员不得自行取样。

（2）每个工作日/班监测一次。

（3）取样前不得对手套消毒。

（4）取样后操作人员对手部彻底消毒。

(5) 取样后应立即离开洁净区。

2. 培养

将包括阴性对照在内的所有平皿先于20～25℃培养72h，再转至30～35℃培养48h。

3. 结果观察和报告

培养结束后，对每个平皿的菌落数进行计数并报告最终结果。对于从无菌区操作人员的无菌服和手套上分离得到的微生物，必要时进行菌种鉴定。培养后的平皿须经121℃高压蒸汽灭菌处理后才能丢弃和刷洗。

四、取样

在药品生产中应根据生产环境对产品污染风险的高低，确定取样计划。没有一个单独的取样方案适用于所有的监测。取样应设在如果取样点受到污染，则产品很可能受到污染的那些位置。取样点应靠近产品但不要接触产品。

任何洁净区内的取样点应不少于两个。除受设备限制外，取样点应在整个洁净区均匀布置，避免取样点在局部区域过于稀疏。取样点一般布置在距离地面0.8～1.5m之间或操作平台的高度。应尽量避免在回风口附近取样（距离1m以上），且测试人员应站在取样口的下风侧，并尽量少走动。

在日常监控时，那些与产品相邻近的区域，以及可能与产品直接接触的空气及设备附近均应考虑增加取样点和取样次数，人员活动频繁或人员较集中的区域也应被视为关键区，需加强监控。

表面微生物测试的取样点应考虑包含以下部位：每扇门、每个门把手、地板（至少两点）、墙壁、公用介质管路、生产设备的关键性部位等。

为避免干扰，适宜在生产活动结束后取样。

五、微生物培养

微生物测试所用的培养基应选择在《中国药典》规定的培养基进行。环境监测用培养基的类型和培养条件取决于所选用的检测方法，但必须具有广谱性。营养琼脂或大豆胰蛋白胨琼脂培养基属于全能型培养基，适用于多数环境微生物的分离生长。而玫瑰红钠琼脂和萨布罗培养基则适用于真菌的分离。

制备好的无菌培养基平皿宜在2～8℃保存，一般以一周为宜。

一般来说，微生物的培养只针对总菌落数。而有些时候则需要将总细菌数和总真菌数分开报告。

示例

文件名称	洁净区浮游菌测定操作规程	页　次
编制依据	药品生产质量管理规范（2010年修订）	文件编码
起 草 人	批 准 人	审 核 人
起草日期	批准日期	审核日期
颁布部门	行政部	执行日期
分发部门	质量控制部　质量保证部	

目　的：建立洁净（区）室浮游菌检测标准操作规程。

范　围：适用于洁净（区）室浮游菌监测。

责　任：QC人员负责实施，QA人员负责监督。

内　容：

1　取样前准备工作：

1.1　依据检测区域的取样点数，按照《培养基配制、灭菌标准操作程序》制备适量的营养琼脂培养基。

1.2　在超净工作台内，以无菌操作法将配制好的大豆酪蛋白琼脂培养基以每皿约20ml的装量分装，待培养基凝固后移出洁净区。

1.3　将制备的营养琼脂平皿倒置于隔水式恒温水浴培养箱内于30～35℃培养48小时。取出逐个检查，确认无菌落数后即可使用。

1.4　采样：将上述制备好的营养琼脂平皿交与QA人员取样。

2　仪器、设备和培养基：

2.1　所用的仪器、设备和培养基：

2.1.2　浮游菌采样器

2.1.3　培养皿（φ90mm×15mm）

2.1.4　培养基（大豆酪蛋白琼脂培养基）

2.1.5　恒温培养箱

2.2　仪器、设备、培养基的要求：

2.2.1　浮游菌采样器：

2.2.1.1　浮游菌采样器必须要有流量计和定时器。

2.2.1.2　应严格按仪器说明书的要求进行操作。

2.2.1.3　采样器必须按仪器的检定周期，定期对仪器作检定，以保证测试数据的可靠性，检验项目有：定时器，转盘转速，流量计。

1.2.1.4　每次测试前应先接通电源，启动真空抽气泵，然后调节流量计和定时器。

2.2.1.5　空气采样量根据需要选定，已知采样器的流量（L/min），设定采样时间（min）两者相乘即得采样量（L）。

2.2.1.6　采样口必须用便于消毒及化学性能稳定的材料制造，采样管严禁渗漏，内壁应光滑，采样管的长度应根据测定点的高度定，尽量减少弯曲。

3　测试方法：

3.1　测试用仪器、培养皿表面必须严格消毒。

3.1.1　采样器进入被测房间前先用消毒剂灭菌。

3.1.2　用消毒剂擦净培养皿的外表面。

3.1.3　采样前，先用消毒剂消毒采样器的顶盘、转盘以及罩子的内外面，采样结束再用消毒剂轻轻喷射罩子的内壁和转盘。

3.1.4　采样口及采样管使用前必须高温灭菌，如用消毒剂对采样管的外壁、内壁进行消毒，应将管中的残留液倒掉并晾干。

3.1.5　采样者应穿戴与被测洁净区域相应的工作服，在转盘上放入或调换培养皿前，双手用消毒剂消毒。

3.2　采样程序：

3.2.1　仪器经消毒后先不放入培养皿，开动真空泵抽气，使仪器的残余消毒剂蒸发，时间不少于5min，并调好流量、转盘转速。

3.2.2 关闭真空泵，放入培养皿，盖上盖子后调节采样品缝隙高度。

3.2.3 置采样器于采样点后，开启采样器、转动定时器，根据采样量设定

采样时间。

4 测试规则：

4.1 测试状态：

4.1.1 浮游菌测试前微生物限度检查室已经消毒过。

4.1.2 测试状态为静态测试，并在报告中注明测试状态。

4.2 测试人员：

4.2.1 测试人员必须穿戴符和被测环境级别的工作服。

4.2.2 静态测试时，室内人员不得多于2人。

4.3 测试时间：

4.3.1 对单向流，测试应在净化空调系统正常运行不少于10min后开始。

4.3.2 对非单向流，测试应在净化空调系统正常运行不少于30min后开始。

4.4 最少采样点数目及其布置，最小采样量，见下表：

面积（m^2）	洁净度级别					
	A		B		C	
	验证	监测	验证	监测	验证	监测
<10	2~3	1	2	1	2	—
≥10~<20	4	2	2	1	2	—
≥20~<40	8	3	2	1	2	—
≥40~<100	16	4	4	1	2	—
≥100~<200	40	—	10	—	3	—
≥200~400	80	—	20	—	6	—
400	160	—	40	—	13	—

4.4.1 工作区测点位置离地0.8m~1.5m左右，送风口测点位置离开送风面30cm左右；可在关键设备或关键工作活动范围处增加测点。

4.4.2　每个采样点一般采样一次

4.4.3　对于单向流或送风口，采样器采样管口朝向应正对气流方向；对于非单向流，采样管口向上。

4.4.4　布置采样点时，至少应离开尘粒较集中的回风口 1m 以上。

4.4.5　采样时，测试人员应站在采样口的下风侧。

5　培养：取样结束后将平皿复倒置隔水式恒温水浴培养箱内于 30～35℃培养不少于48 小时。并以未采样的大豆酪蛋白琼脂平皿作对照皿。

6　菌落计数：

6.1　用肉眼直接计数，然后用 5－10 倍放大镜检查，是否遗漏。

6.2　若培养皿上有 2 个或 2 个以上菌落重叠，可分辨时，仍以 2 个或 2 个以上的菌落计数。计数：培养结束，将上述培养后的平皿取出，逐个点计菌落数，必要时用放大镜检查，并记录。

7　结果计算：

7.1　平均菌落数的计算见下式：

$$\text{平均菌落数 } m=\frac{m_1+m_2+\cdots+m_n}{N}$$

式中：m 为该房间（或区域）的平均菌落数；

m_1、m_2……m_n 为该房间（或区域）各取样点的菌落数；

N 为培养皿总数。

8　结论：

8.1　洁净室（区）内的平均菌落数必须低于所选定的评定标准。

8.2　若某洁净室（区）的平均菌落数超过评定标准，则必须对此区域先行消毒，然后重新测试两次，测试结果必须合格。

技能训练

洁净区空气沉降菌测试技术

一、操作目的

1. 验证洁净区的环境状况，评定洁净区的洁净度。

2. 掌握沉降菌测试方法。

二、操作原理

悬浮在空气中的微生物落在适宜于它们生长的固体培养基表面，在适宜温度下培养一段时间后，每个分散的菌体或孢子就会形成一个个肉眼可见的细胞群体即菌落，通过观察菌落的特征和计数，就可大致鉴别空气中微生物的种类和数量。

沉降菌是指用规定的方法收集空气中的活生物粒子，通过专门的培养基，在适宜的条件下繁殖到课件的菌落数。

沉降菌菌落数是指在规定时间内每个平板培养皿收集到空气中沉降菌的数目，以个/皿表示。

沉降菌的测试方法采用沉降法。本方法的原理是通过自然沉降原理收集在空气中的生物粒子于培养基平皿，经若干时间，在适宜的条件下让其繁殖到可见的菌落进行计数，以平板培养基中的菌落数来测定洁净环境内的活微生物数，并以此来评定洁净室（区）的洁净度。

三、所用器材及试剂

1. 器材

菌落计数器（JLQ－ST 或 JLQ－S2）、酒精灯、恒温培养箱、无菌平皿（90mm×15mm）若干套、5～10 倍放大镜。

2. 培养基

(1) 大豆酪蛋白琼脂培养基。

(2) 沙氏琼脂培养基。

四、操作前准备

(1) 培养基制备　按常规方法配制上述培养基，分装于三角瓶内。

(2) 培养皿用报纸包好，六皿一包。

(3) 将上述培养基与培养皿 121℃灭菌 15min，备用。

五、操作方法

(1) 融化培养基　100℃水浴加热使培养基融化。

(2) 倒平板　将已融化的培养基冷却至50℃左右（将三角瓶握于手心中能忍受为度），每个平板约倒 20ml，每种培养基各倒 6 皿。

（3）检测　①对每种培养基的培养皿编号：0、1、2、3、4、5；②将这6皿培养皿置于同高度（约1m）的平台上，0号与3号置于室内中央，1、2、4、5号分别置于室内四周；③0号培养皿不打开皿盖，以作对照；其他培养皿从里到外、逐个打开皿盖，使培养基暴露于空气中。30min后盖上皿盖。取样点布置参考图2－17：

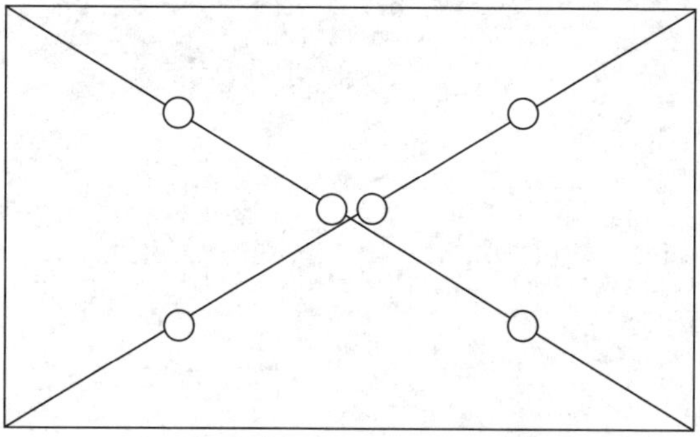

图2－17　环境区域内采样点布置参考示意图

（4）培养　将大豆酪蛋白琼脂培养基平板置于30～35℃培养箱中倒置培养不少于2d。将沙氏培养基平板置于20～25℃培养箱中倒置培养不少于5d。

（5）观察并记录结果：用肉眼对培养皿上所有的菌落直接计数，标记或在菌落计数器上点计，然后用5～10倍放大镜检查，有否遗漏。

（6）计算出5个测点的沉降菌平均菌落数。

平均菌落数＝（1号培养皿菌落数＋2号培养皿菌落数＋…＋5号培养皿菌落数）/5。(0号培养基应为无菌生长，否则计数结果无效)。

六、注意事项

（1）倒平皿时培养基的温度不能太高，否则，培养皿盖上会有许多冷凝水，易造成污染。倒平皿时注意无菌操作。

（2）培养时培养皿要注意倒置培养。

（3）计算菌落时，菌落边缘互相重叠的计算时要分开计算。

（4）由于细菌种类繁多、差别甚大。计数时一般采用透射光于培养皿背面或正面仔细观察不要漏计培养皿边缘生长的菌落，并需注意细菌菌落与培养基沉淀物的区别，必要时用显微镜鉴别。

想一想

1. 表面微生物监测都有哪些采样方法？
2. 环境微生物学检测的取样频率和限度有哪些要求？

模块三　消毒与灭菌技术

学习目标

通过本项目的学习，了解消毒灭菌的基本概念，掌握消毒灭菌的基本方法，熟练使用非洁净区和洁净区的清洁、消毒技术，对于制药行业卫生控制有着重要的意义。

任务一　消毒与灭菌

一、灭菌与消毒的基本概念

1. 灭菌

利用物理或化学方法，使物体上或介质中的所有微生物（包括细菌和芽孢）死亡的方法称“灭菌”。微生物的“死亡”指微生物不可逆地失去生长、分裂、繁殖的能力。

2. 消毒

杀灭物体上或介质中的病原微生物，但是不一定杀死芽孢和部分非病原微生物的方法，称“消毒”，其目的是防止病原菌的传播。

3. 防腐

抑制或防止微生物的生长、繁殖以防物品腐败的方法，称“防腐”。常用于保存药品、食品、生物制品等。

4. 无菌

在一定范围内，没有活的微生物存在，称“无菌”。灭菌后的物品或介质为“无菌状态”。

二、灭菌与消毒方法

灭菌与消毒的方法可分为二大类：即物理方法和化学方法。物理灭菌法是利用蛋白质与核酸具有遇热、射线不稳定的特性，采用加热、射线和过滤方法，杀灭或除去微生物，包括干热灭菌、湿热灭菌、除菌过滤和辐射灭菌法。化学灭菌法系指用化学药品直接作用于微生物而将其杀灭的方法。灭菌剂可分为气体灭菌剂和液体灭菌剂。

（一）湿热灭菌技术

湿热灭菌是指物质在灭菌器内利用高压蒸汽或其他热力学灭菌手段杀灭微生物，具有穿透力强、传导快、灭菌能力强的特点，为热力学灭菌中最有效及用途最广的方法之一。药品、玻璃器皿、培养基、无菌衣、敷料以及其他遇高温与湿热不发生变化或损坏的物质，均可选用。

相关法律法规

药品生产质量管理规范（2010年修订）中规定

第七十一条 湿热灭菌应当符合以下要求：

（一）湿热灭菌工艺监测的参数应当包括灭菌时间、温度或压力。

腔室底部装有排水口的灭菌柜，必要时应当测定并记录该点在灭菌全过程中的温度数据。灭菌工艺中包括抽真空操作的，应当定期对腔室作检漏测试。

（二）除已密封的产品外，被灭菌物品应当用合适的材料适当包扎，所用材料及包扎方式应当有利于空气排放、蒸汽穿透并在灭菌后能防止污染。在规定的温度和时间内，被灭菌物品所有部位均应与灭菌介质充分接触。

1. 高压蒸汽灭菌器的使用

高压蒸汽法是彻底而迅速的灭菌法。现在已经被广泛使用。适用范围：耐高温和潮湿的物品，如：培养基、衣物、敷料、玻璃器材，传染性污染物等；接种及培养后的培养基，经高压蒸汽灭菌后，再弃去，然后洗涤相应容器。

高压蒸汽灭菌法需要的设备为：高压蒸汽灭菌器。

高压蒸汽灭菌器的工作原理：常压下，水的沸点是100℃，随着容器里的压力升高，水的沸点也将升高，因此可以提高蒸汽的温度，人为使容器内的压力持续一定的时间，可达到彻底灭菌的目的。

使用高压蒸汽灭菌器要按要求操作，特别注意安全事项。

一般微生物实验室使用小型手提式、立式或卧式高压蒸汽灭菌器（图3－1），手提式多为人工控制型，而立式或卧式高压蒸汽灭菌器现多为全自动或半自动型，根据需要调整灭菌温度与时间。

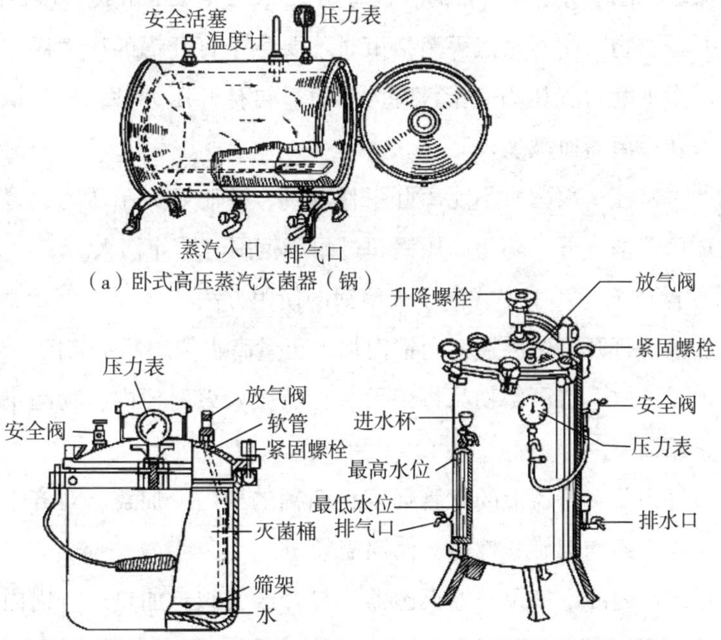

（a）卧式高压蒸汽灭菌器（锅）

（b）小型手提式高压蒸汽灭菌器（锅）　（c）立式高压蒸汽灭菌器（锅）

图3－1　高压蒸汽灭菌锅结构

（1）使用高压蒸汽灭菌锅注意事项。

①加水　使用高压蒸汽灭菌器注意仪器内水量充足，加水达到标识线。

②加料　把灭菌物品疏松排列在高压蒸汽灭菌器内，保证空气畅通。被灭菌的容器表面必须洁净且不污染有机物质，并用一定方法包扎，防止脱落。盛装液体制剂的容器要耐高温，高压、并且保证器皿盖上有通气孔，使容器内外相通，如：灭菌生理盐水时，在瓶盖上插一注射器针头可达容器内外气体相通的目的，保证容器不会因高压而损坏。

③加盖　盖好灭菌器盖，拧紧加压装置，检查放气阀和安全阀，全自动仪器要设置好压力、温度、时间。

④排放冷空气　加压之前先排除仪器内的冷空气，待灭菌器内有白色蒸汽持续冒出时，关上放气阀（全自动装置可忽略此环节）。

⑤灭菌　实验室中常用的方法是：121.3℃，持续20min，可达到较好的灭菌效果。不能耐受121℃的含糖培养基或注射液可用115℃，持续30min或更长的时间达灭菌目的。也可用126.5℃，15min达灭菌目的。

⑥开盖取物　高压蒸汽灭菌结束时不要急于打开锅的压力阀，要等仪器内外压力平衡后（压力表指针降为零时）再打开压力阀，以免锅内液体喷溅伤人及灭菌器皿破裂。

⑦严密监控　灭菌时不能离开工作现场，控制好灭菌压力，以防压力过高破坏培养基成分，防止高压锅超过耐压范围时爆炸伤人。

（2）操作练习：手提式高压灭菌锅的使用方法。

①加水　打开灭菌锅盖，向锅内加水至量高水位的标示高度。

②加料　放入待灭菌物品将待灭菌物品放入灭菌桶内，物品不要堆放太紧或紧靠锅壁。

③盖好锅盖　将盖上的软管插入灭菌桶的槽内，加盖，对齐上、下栓口，以对角方式均匀旋紧螺栓，使锅盖紧闭。

④排放锅内冷空气及升温灭菌器　打开放气阀，加热。自锅内开始产生持续的高温蒸汽3min后再关紧放气阀。待压力逐渐上升至所需温度时，控制热源，维持所需温度和压力达所需时间（115℃ 30min；121.5℃ 20min；126.5℃15min）后，关闭热源，停止加热。

⑤灭菌后开盖取物及后处理　待压力降至“0”时，慢慢打开放气阀（排气口），开盖，立即取出灭菌物品。斜面培养基自锅内取出后，要趁热

摆成斜面；灭菌后的空培养皿、试管、移液管等需烘干或晾干。如果需要连续使用灭菌锅，每次需补充水。灭菌完毕，除去锅内剩余水分，保持灭菌锅干燥。

⑥灭菌情况检查　抽取少数灭过菌的培养基置37℃恒温箱中培养24h，无菌生长，则称为灭菌彻底。

2. 机动门纯蒸汽灭菌器标准操作规程

操作规程：

(1) 加水：每次灭菌前加水，水位以刚刚浸到灭菌器内的筛板底部为准。

(2) 堆放：将被灭菌物品包扎好后，有序地放在灭菌器内的筛板上。

(3) 密封：灭菌器盖盖好后，旋紧上盖，使盖与桶体密合，不宜旋得太紧，以免损坏橡胶密封垫圈。

(4) 加热、排放冷空气：打开电源，电源指示灯亮，电热管工作。开始加热时应将放气阀旋至放气位置，使灭菌器内冷空气排放，待有较急的蒸汽喷出时，即将放气阀旋至关闭位，压力上升。

(5) 灭菌：当灭菌器内蒸汽压力（温度）升至所需灭菌压力（温度）值时，开始计时。此时可关闭一组电热管，小心旋开放气阀，释放适量的蒸汽，使得压力（温度）稳定在灭菌压力（温度）值，待灭菌时间到达后，关闭电源，待压力降至5磅左右时打开放气阀缓慢放气至气压为“0”，或待容器内压力因冷却而下降至接近“0”。

(6) 结束：待容器内压力下降至接近“0”时，打开器盖取出样品。

注意事项：

(1) 灭菌前一定注意检查水位。

(2) 注意灭菌前排气充分。

(3) 为节省时间，可在提前20～30min前预热灭菌锅。

(4) 取放物品时注意不要被蒸汽烫伤（可戴上线手套）。

(5) 灭菌锅定期排污。

3. 立式自动蒸汽消毒器标准操作规程

以（Tomy ES－315）全自动立式高压蒸汽灭菌器为例介绍的立式自动

蒸汽消毒器的使用方法

（1）按“POWER”键打开仪器电源。

（2）按“MODE”键选择消毒模式（琼脂、普通液体、固体模式）。

（3）按“SET/ENT”键，消毒温度开始闪动，用“▲”或“▼”将数字改为所需要的数值。

（4）按“NEXT”键消毒时间开始闪动，用“▲”或“▼”将数字改为所需要的消毒时间。

（5）按“NEXT”键排气速率开始闪动，用“▲”或“▼”将排气改为所需要的数值（在固体模式中没有此项）。

（6）按“NEXT”键保温温度值开始闪动，用“▲”或“▼”将数字改为所需要的保温数值（在普通液体和固体模式中没有此项），按“SET/ENT”键保存所设定的参数。

注意事项：

（1）每次使用前必须检查灭菌腔内是否有足够的水。

（2）消毒完毕，必须等压力表指示压力降到“0”位后方可开盖。

（3）每次使用前必须检查手动排气旋钮是否关闭。

（4）如果长期不使用必须将灭菌腔内的水排干。

（5）要经常检查排气壶内的水是否在安全线内。

（6）建议使用专用电源。

（二）干热灭菌技术

干热灭菌是利用高温使微生物或脱氧核糖核酸酶等生物高分子产生非特异性氧化而杀灭微生物的方法。

1. 焚烧与灼烧

焚烧与灼烧，是通过火焰进行灭菌的，又称火焰灭菌法。焚烧是一种彻底的灭菌方法，其作用范围：污染纸张、垃圾等废弃物及动物尸体等；灼烧一般用于可直接加热的仪器、器皿的灭菌，例如：接种环、手术刀、镊子等金属器械及试管、三角瓶、小烧杯等。

注意事项：

（1）灼烧时要用酒精灯外焰加热。

（2）灼烧接种环时，要不停捻动接种环的棒部，以便受热均匀，先烧环部，烧红、烧透，再烧柄部。

（3）灼烧试管、三角瓶、小烧杯等玻璃器皿时，要用灼烧过的镊子夹住仪器口壁，然后使器皿口朝上倾斜45°，用酒精灯外焰从底部依次向上均匀加热（注意仪器内不能有水存留），最后烧灼管口、瓶口。

（4）纸片等易燃物品用灼烧法灭菌时，用无菌镊子夹住纸片，迅速在酒精外焰移动，以杀死微生物（注意纸的两侧应均匀灼烤）切忌烤糊。

2. 干热灭菌法

此法的根本在于利用热辐射及干热空气进行灭菌，适用于耐高温物品的灭菌，如玻璃、金属设备、器具，不需湿气穿透的油脂类，耐高温的粉末化学药品，但不适用于橡胶、塑料及大部分药品的灭菌。同时干热也可用于除热原。

按照热传递方式可以划分为对流传热、传导热、辐射热三种传热形式。按使用方式可把干热灭菌设备分为批量式和连续式，前者如干热灭菌柜，可用于金属器具、设备部件的灭菌除热原；连续干热灭菌设备，如隧道式灭菌烘箱，可用于安瓿或西林瓶的灭菌。实验室内常用的干热灭菌仪器是恒温干燥箱（图3－2）。

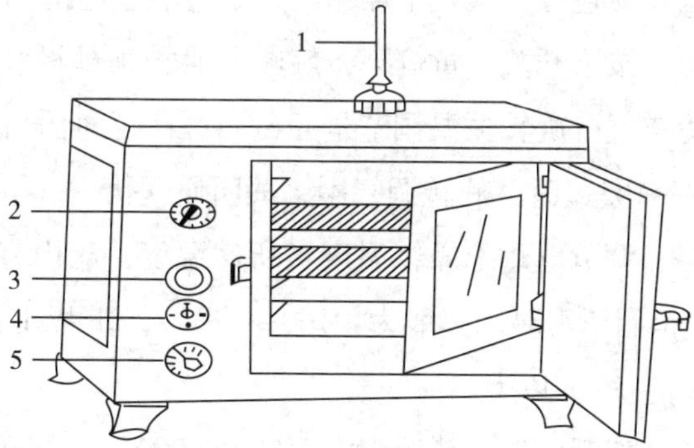

图3－2　恒温干燥箱

1－温度与排气孔；2－温度调节旋钮；3－指示灯；4－温度调节器；5－鼓风钮

（1）使用恒温干燥箱的注意事项

①对玻璃器皿、瓷器、金属等耐热物品灭菌时，首先要洗干净，控干

水，不能沾有油脂等有机物。按要求包扎好后，放入恒温干燥箱内，排列不可过密、不可紧靠干燥箱壁，且忌用油纸包扎，以防着火。然后调节温度到160～170℃持续2h以上，温度不要超过170℃。

②对注射器、安瓿等灭菌时，180℃，45min即可。用180℃，2h或250℃，45min可除去热原质。

③对纸张、棉花等物品及凡士林、部分粉剂等药品灭菌可用140℃持续3h。

④灭菌时，干燥箱内物品不能堆放过多、过密，以防空气不易流通。用纸包扎的待灭菌物，不可紧靠干燥箱壁，以防着火。

⑤灭菌开始前要调节好温度、时间，关好箱门，待温度慢慢升高。灭菌结束时，关闭电源，温度慢慢降至60℃左右再开启箱门，以免高温度的玻璃因骤冷而破碎。

⑥干燥箱内有焦糊味应立即关闭电源，报告教师。

⑦取出灭菌物品时，小心不要碰破电热干燥箱顶部放置的温度计。水银温度计打破后，立即报告老师，一定及时处理，防止水银蒸发中毒。可先用硫磺铺洒在污染的地面和仪器上，然后用吸管清除水银。

（2）干热灭菌箱的使用方法

①把待灭菌物品包好，放置干燥箱内，不要堆放过挤。

②接通电源，按下开关，黄灯亮，旋转干燥箱顶部调气阀，打开通气孔，排出箱内冷空气；旋转恒温调节器至红灯亮，逐渐升温，待干燥箱内温度上升至100～105℃时，旋转调气阀，关闭通气孔。

③继续加热，调节电热干燥箱温度至所需温度，箱内有纸、棉花时不能超过170℃。恒温所需时间一般为：160～170℃，2h以上；170～180℃，1h以上；250℃，45min以上。

④灭菌完毕，切断电源，待箱内温度降到60℃，再打开干燥箱门，取出灭菌物品。有包扎物的器皿在使用前要去除包扎物。

（三）辐射灭菌法

辐射灭菌是利用γ射线、X射线和粒子辐射处理产品，杀灭其中微生物的灭菌方法。与传统的消毒灭菌方法相比，辐射灭菌有以下优点：在常温下处理，特别适用于不耐热物品的处理；不会产生放射性污染，灭菌后的产品无残留毒性；辐射穿透力强，可深入到被灭菌物体内部，灭菌彻底，可对包装后的产品灭菌；对温度、压力无特殊要求，常温常压下即可进行；辐射灭菌工艺参数易于控制，易于进行参数放行，适于工业化大生产，节约能源。

相关法律法规

药品生产质量管理规范（2010年修订）中规定

第七十三条 辐射灭菌应当符合以下要求：

（一）经证明对产品质量没有不利影响的，方可采用辐射灭菌。辐射灭菌应当符合《中华人民共和国药典》和注册批准的相关要求。

（二）辐射灭菌工艺应当经过验证。验证方案应当包括辐射剂量、辐射时间、包装材质、装载方式，并考察包装密度变化对灭菌效果的影响。

（三）辐射灭菌过程中，应当采用剂量指示剂测定辐射剂量。

（四）生物指示剂可作为一种附加的监控手段。

（五）应当有措施防止已辐射物品与未辐射物品的混淆。在每个包装上的均应有辐射后能产生颜色变化的辐射指示片。

（六）应当在规定的时间内达到总辐射剂量标准。

（七）辐射灭菌应当有记录。

1. 紫外线杀菌

波长为200～300nm的紫外线有杀菌能力。256～266nm的紫外线杀菌力最强，紫外线杀菌作用主要是抑制微生物DNA正常复制。另外，它可使空气中氧形成臭氧（O_3），臭氧也会与生物体的活性成分发生氧化反应，造成它们失活。

（1）注意事项

①紫外灯要保持清洁，表面有尘土，灭菌效果低。

②由于紫外线进行直线传播，可被不同的表面反射，穿透力较弱，主要用于无菌室、某些工作区空气灭菌及物体表面灭菌，而不适用于药液的灭菌、固体物质深部的灭菌。

③新的紫外灯杀菌力较强，随着使用时间的延长，应适当延长灭菌时间。一般使用超过100h应更换。

④使用紫外线杀菌的适宜温度为20～40℃，相对湿度为40%～60%，室内湿度增加时，照射量应相应增加。

⑤紫外线对人体有害，其照射空气产生的臭氧对人体有刺激，因此对无菌室及超净工作台进行紫外线照射杀菌时，应先停止照射，待臭氧消散后再开始进行实验。

⑥紫外线的杀菌作用因菌种而异，其灭菌效果与照射的时间长短有关。

⑦紫外线灭菌照射的时间应视空间大小而定，而且距离不能太远，一般为30cm～1m左右。

（2）操作练习

紫外线杀菌实验材料：大肠埃希菌肉汤培养物、普通琼脂平板培养基、接种环、紫外光灯、无菌镊子、灭菌黑纸片（中央剪一圆孔）；方法：取普通琼脂平板培养基，用接种环取大肠埃希菌肉汤培养物，均匀涂布于整个琼脂平板培养基表面。用无菌镊子夹取黑纸片盖住或贴于平板培养基表面。将上述平板置于紫外光灯下20cm处照射30min后，关闭紫外灯。用镊子取出纸片焚烧，盖好平板，于37℃恒温箱培养24h，观察并分析琼脂平板上细菌生长情况；结果：上述照射过的平板经培养后，紫外线照射部分，细菌被杀死，黑纸遮挡的部位，紫外线不易透过，细菌未被杀死，故有细菌生长。

2. 微波消毒

微波是波长短，频率高的电磁波，对微生物有灭杀作用。因其加热快、均匀、设备简单，常用于消毒、保鲜包装好的物品，如：牛奶、某些药品、面包等，也可用于对玻璃器械、敷料包灭菌，但是因其遇金属反射，所以不能用于金属器械的消毒。使用微波消毒应注意以下几点：微波穿透力不是很强，需要处理好物料的放置；水丸及盛装液体制剂的安瓿瓶用微波灭菌会破裂，不适宜用此法消毒；微波对人体有害，要防止微波泄漏。

3. ^{60}Co 灭菌

目前的辐射灭菌多采用^{60}Co 源放射出的 γ 射线，它具有能力高、穿透力强、无放射性污染和残留量、冷灭菌、适用范围广等特点。放射性同位素^{60}Co 由高纯度的金属钴原子反应堆中辐射后获得。

^{60}Co 照射灭菌，被灭菌的物质一般仅约升温 5℃，因此又称“冷灭菌”。其灭菌的主要物品有医疗器械、医用塑料制品、外科敷料、污染物、生物组织、生物制品、抗生素、乳糖、动物饲料等。

^{60}Co 的使用需要有专门的辐射源和相应的防护安全设备，要按有关规定建造使用基地并有专门技术人员操作。

（四）机械除菌法

工厂、科研单位常需要无菌的空间或大量液体，因此常将空气或液体中的微生物及杂质用薄膜滤器过滤而得到无菌的空气或液体。药品生产中采用的除菌过滤膜的孔径一般不超过 0. 22μm。此过滤除菌法常用于加热易被破坏，也不能用化学方法处理的液体或气体（如：抗生素、维生素、血清、酶等以及含这类物质的培养基）的消毒。常用的过滤材料有：玻璃棉、陶瓷、石棉等；目前常用直径为：0. 2 ~0. 45μm 的醋酸纤维滤膜。

细菌过滤器有很多种（图 3 –3），过滤少量液体常用一次性过滤器，除一次性过滤器外其他的过滤器使用方法几近相同。现以蔡氏过滤器为主介绍过滤器的使用方法。

1. 清洗过滤器与灭菌

（1）拆洗过滤器　拆开过滤器，用水洗净各部件，洗好后用蒸馏水浸泡数小时。

（2）组装　石棉滤板装在有支持作用的金属网上，拧紧螺旋（但不宜太紧），然后插入瓶口有软木塞的抽滤瓶内（抽滤瓶底垫有棉花，放有一支收集滤液用的试管）。

（3）包装与灭菌　抽滤瓶口上的部分全部用纱布包好，抽气瓶的抽气口内塞有棉花，然后各自用牛皮纸包好。最后用高压蒸汽灭菌法灭菌。

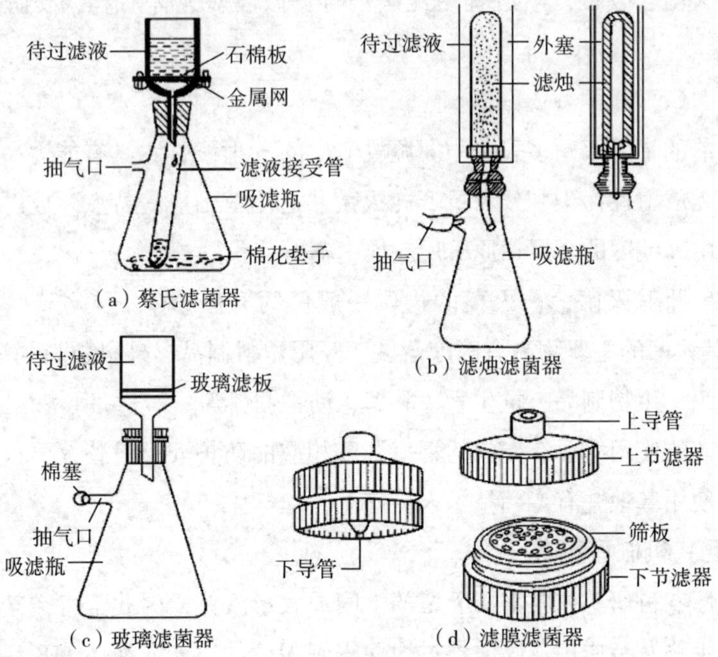

图 3－3　各种细菌过滤器

2. 自来水（或含菌水）的除菌

（1）安装过滤器　在装有抽气装置的水龙头上，先接上一个安全瓶。解开抽气口的牛皮纸，让该处橡皮管与安全瓶相接。拆去抽气瓶口以上包裹蔡氏过滤器的牛皮纸和纱布，立即拧紧三只螺旋，使石棉板紧紧夹在上、下两节滤器之间。

（2）过滤　向滤器筒内倒入样品。打开水龙头，抽滤。抽滤完毕，先使安全瓶与抽气瓶相脱离，然后再关水龙头，以防水倒流。取下抽气瓶口的软木塞，取出试管，通过无菌操作塞上无菌的棉塞

（3）拆卸过滤装置　拆开过滤装置，弃去石棉滤板，换上新的石棉滤板，组装、备用。

（4）培养与结果观察　用无菌操作的方法分别取 0.1ml 滤过除菌水和自来水（或含菌水）接种于 2 支肉汤培养基中，置 37℃ 培养箱中培养 24h 后，观察结果：有菌生长，肉汤混浊；无菌生长，肉汤澄清。

（五）环氧乙烷灭菌

环氧乙烷灭菌是一种比较可靠的低温灭菌方法，属于化学气体灭菌法。环氧乙烷，又名氧化乙烯，分子式 C_2H_4O，分子量 44.05。环氧乙烷是一种光谱灭菌剂，可在常温下杀灭各种微生物，包括芽孢、细菌、病毒、真菌等。其小分子结构、不稳定的三元环结构，使它具有很强的化学活泼性和穿透性。

环氧乙烷灭菌主要应用于对那些不宜用其他方法灭菌的、热敏感的产品或部件。在制药行业中常用于无菌生产的部件和用品的灭菌，也用于给药器械的最终灭菌。

《中国药典》2010 年版推荐的环氧乙烷灭菌条件为：温度 54℃ ±10℃；相对湿度 60% ±10%；灭菌压力 8×10^5Pa；灭菌时间 90min。

通常的环氧乙烷灭菌步骤为：

1. 预处理

灭菌开始前，在一房间或柜室内对所需灭菌的产品进行处理，以达到预定的温度和湿度。预热时间和预热温度及湿度应能满足灭菌物品的灭菌预处理的要求。

2. 抽真空

加热至灭菌温度后，应抽真空排除灭菌室内的空气。达到设定的真空度 2～3min 后，保持一定的时间（≥5min）进行泄漏检测，在此期间，压力的升高不应超过每分钟 0.3kPa。

3. 加湿

通过加湿装置，保持相对湿度在 45%～65%（40℃时）。加湿需用不含污染物的蒸汽。

4. 加药

整个加药过程应保证环氧乙烷充分气化，以气体状态进入灭菌室。

5. 灭菌

整个灭菌过程应监测温度、压力、湿度、时间等各项参数，并形成记录。

（六）甲醛熏蒸法

用甲醛熏蒸法对消毒接种室、培养室的空气进行消毒

（1）加热熏蒸　按熏蒸空间计算，量取40%甲醛溶液，盛在小烧杯或白瓷坩埚内，用铁架支好，在酒精灯内注入适量酒精（估计能蒸干甲醛溶液所需的量）。将室内各种物品准备妥当后，点燃酒精灯，关闭室门。任甲醛溶液煮沸挥发。酒精灯最好能在甲醛蒸完后即自行熄灭。

（2）氧化熏蒸　称取高锰酸钾（相当于甲醛用量的一半）于一白瓷坩埚或玻璃烧杯内，再量取定量的甲醛溶液，室内准备妥当后，把甲醛溶液倒在盛有高锰酸钾的器皿内，立即关门。几秒钟后，甲醛溶液即沸腾挥发。氧化作用产生的热可使其余的甲醛溶液挥发为气体。甲醛溶液熏蒸后关门密闭保持12h以上。

甲醛熏蒸对人的眼、鼻有强烈刺激，在相当一段时间内不能入室工作。为减弱甲醛对人的刺激作用，甲醛熏蒸后12h，再量取与甲醛等量的氨水中和，迅速放于室内，同时敞开门窗，放出有刺激性气体。

想一想

1. 高压蒸汽灭菌技术都有哪些操作要点？
2. 消毒灭菌方式在制药行业中都有哪些具体应用？

任务二　消毒剂的配制

一、消毒剂的作用

消毒剂是指消毒时所用的化学试剂，消毒剂能使致病微生物数量在5～10min内下降99.999%，但它不能杀灭孢子和所有的病毒。

1. 消毒剂组分

目前的消毒剂集清洁和消毒作用于一体。常规的消毒剂包括的组分有：

（1）杀菌剂和抑菌剂　杀菌剂和抑菌剂用来杀死微生物或抑制其生长，从而降低微生物的数量。

（2）溶剂　用于稀释杀菌剂和抑菌剂（活性成分）到所需要的有效浓度。

（3）螯合剂　软化水并利于除垢。

（4）氧化剂　用于增强杀菌活力。

（5）表面活性剂　用于协助清洁，通过乳化和弥散去污。

（6）酸　用于水的软化。

（7）碱　用于去污、皂化。

2. 消毒剂的作用部位

一般来讲，消毒剂在很短的时间内能够产生明显的杀菌效果，是与其作用的微生物细胞的部位相关联的。次氯酸盐一般作用于微生物的细胞壁、核酸、含硫醇基团和含氨基集团等；而汞剂一般作用于微生物的细胞壁、含巯基的酶类、核糖体和含硫醇基团；六氯酚类消毒剂一般作用于细胞膜及膜上的酶、细胞质；过氧乙烯类消毒剂作用于三磷酸腺苷、含硫醇基团和含氨基集团等；洗必泰一般作用于三磷酸腺苷、核糖体并会影响细胞渗透；戊二醛作用于含巯基的酶类、含硫醇基团和含氨基集团等。

二、消毒剂的分类

1. 按消毒剂的作用水平进行分类

（1）高水平（高效）消毒剂　可杀灭一切微生物，包括细菌繁殖体、芽孢、真菌、亲水和亲脂病毒，如：戊二醛、二氧化氢、环氧乙烷等。

（2）中水平（中效）消毒剂　除芽孢外，可杀灭其他各种微生物，如：醇类消毒剂、酚类消毒剂、含碘消毒剂。

（3）低水平（低效）消毒剂　除芽孢、亲水病毒、结核杆菌外，可杀灭其他类群的微生物。如：季铵盐类消毒剂、双胍类消毒剂等。

2. 按消毒剂的化学性质进行分类

（1）醛类：甲醛、戊二醛等。

（2）醇类：乙醇、异丙醇等。

（3）酚类：苯酚（石碳酸）、甲酚皂溶液（来苏尔）等。

（4）含氯消毒剂：次氯酸钠、二氯异氰尿酸钠等。

（5）含碘消毒剂：碘伏、碘酊等。

（6）氧化型消毒剂：臭氧、二氧化氯、过氧化氢、过氧乙酸等。

（7）杂环类消毒剂：环氧乙烷、环氧丙烷等。

（8）季铵盐类消毒剂：苯扎氯胺（洁尔灭）、苯扎溴铵（新洁尔灭）等。

（9）双胍类消毒剂：氯已定（洗必泰）、聚六亚甲基胍等。

（10）其他消毒剂：高锰酸钾、三氯生、乳酸、强氧化高电位酸性水等。

三、消毒剂的选择

消毒剂的种类很多，性质不一，应根据具体情况选择即安全又有效的消毒剂。消毒剂在适合酸碱度范围内，合适的浓度下，随着温度的升高加快杀菌速度，使用消毒剂时还要考虑微生物的种类、数量及环境中有机物质的保护效应。

1. 选择消毒剂的原则

（1）在使用条件下高效、低毒、无腐蚀性，无特殊的臭味和颜色，不对设备、物料、产品产生污染。

（2）在有效抗菌浓度时，易溶或混溶于水，与其他消毒剂无配伍禁忌。

（3）对大幅度温度变化显示长效稳定性，贮存过程中稳定。

（4）消毒剂品种应定期更换，防止产生耐药菌株。

（5）价格便宜。

2. 常用的消毒剂及用途

（1）手部消毒时用手消毒液。

（2）设备与药品直接接触的部位、操作台与药品直接接触的表面，与药品接触的生产用具、某些内包材的消毒用75%乙醇、3%双氧水溶液。

（3）室内地面、墙壁、天花板的消毒用0.1%新洁尔灭溶液、75%

乙醇。

（4）清洁工具的消毒用0.1%新洁尔灭溶液、75%乙醇。

（5）在臭氧消毒无法使用的情况或区域，空气消毒用甲醛、乳酸熏蒸，二者混合使用或交替使用。甲醛用量为 8～12ml/m^3，乳酸用量为1.0～1.5ml/m^3。

表3－1　常用的消毒剂名称、浓度及用途

消毒剂名称	浓度	用途	使用注意事项
乙醇	70%～75%	常用于皮肤消毒	
苯氧乙醇	2%水溶液	用于治疗铜绿假单胞菌感染的伤口及烧伤感染	
洗必泰	0.2%～0.5% 0.05%	消毒器械 消毒皮肤、黏膜、冲洗伤口	常制成葡萄糖酸盐、盐酸盐、醋酸盐使用，在中性或弱碱性溶液中活性较高。对芽孢、结核杆菌和病毒的消毒效果较差。0.5%的洗必泰与70%的乙醇混合使用，杀菌效果更好。不能与肥皂、洗衣粉、其他阴离子物质、升汞合用
过氧乙酸	0.5% 0.2%～0.5%	皮肤消毒 用于塑料、织物、水果、蔬菜、鸡蛋、药材等消毒	市售的20%过氧乙酸水溶液性质不稳定，易分解，可用冰箱保存，为强氧化剂，对皮肤、金属有较强腐蚀性，使用浓度不要过高
碘伏	0.75%，10%，7.5%，5%，1%	广谱杀菌	作用较慢。持续效果约1h，有机物存在时，消毒效果下降，对金属腐蚀性较小，但对银、铝、铜、碳、钢制品有一定影响，浓度过高，易使皮肤干燥
甲醛	3%～5% 4%甲醛加5%硼酸 8%水溶液与70%乙醇混合 30%～40%（福尔马林）	杀灭细菌菌体，芽孢、真菌和病毒 浸泡医疗器械12h达到灭菌效果 浸泡器械或消毒排泄物 常用于保存动植物标本；用于气体熏蒸和液体消毒，可用于灭活制备菌苗和类毒素	甲醛易挥发，对眼睛、皮肤有刺激性，不宜做皮肤消毒用，不适宜用于存放药品、食品的地方消毒 室内消毒：室温20℃，湿度达到70%以上，用过量甲醛，紧闭门窗16h甲醛和 $KMnO_4$（400ml/30g·m^2）产生大量甲醛气体，使室内消毒
碘酒（碘酊）	2.5%	常用皮肤消毒。广谱杀菌，对分枝杆菌、真菌、病毒和一些芽孢有效果	碘对皮肤有刺激性，易使皮肤、衣物着色，可用70%乙醇擦去。由于对碘过敏可引起发热和全身性皮疹反应。忌与升汞、红汞溶液混用

续表

消毒剂名称	浓度	用途	使用注意事项
戊二醛	2%水溶液	用于精密仪器及不耐热的物品消毒	用0.3%固体碳酸氢钠或枸橼酸调pH为7.8~8.5，杀灭芽孢作用最强；对皮肤、黏膜、眼有刺激，应避免与皮肤直接接触；浓的水溶液在4℃稳定，温度低于10℃消毒效果最低，pH9以上发生聚合反应；使用10h达灭菌效果，30min达到消毒效果，欲对肝炎病毒起到作用，需1h
苯酚（石碳酸）	3%~5%水溶液 苯酚：乳酸1：1（*v/v*）	能杀灭细菌营养体，不能杀灭芽孢、真菌和病毒常用于浸泡玻片、器械和室内空间喷雾消毒 用于熏蒸无菌操作室	酸性条件下，活性最强。对金属有腐蚀作用，对皮肤组织有刺激作用，对人的神经细胞有毒性
来苏尔（甲酚皂）	2% 3% 5%	皮肤消毒 杀多数病菌繁殖体，对芽孢作用弱 消毒玻片、器械、衣物	不能消毒与食品、药品有关的容器、工具及生产场所；有毒性，消毒手后有麻木感
苯扎溴铵	0.05%~0.1%	对G^+菌作用较强，0.1%的水溶液对皮肤、黏膜、创伤、器械、棉织物有清洗、消毒的双重作用	在中性或弱碱性溶液中效果佳；与肥皂、其他合成洗衣剂、有机物接触时，降低活性
乳酸	0.33~1mol/L	空气消毒	熏蒸房间做空气消毒时可与等量苯酚合用熏蒸，密闭12h以上
高锰酸钾	1%水溶液	消毒皮肤、尿道、蔬菜、水果、碗筷等	用高锰酸钾消毒物品时，表面要清洁干净
过氧化氢	3%	消毒皮肤、创伤、溃疡、口腔黏膜、化脓性炎症，厌氧菌感染等	不稳定、易失效
含氯消毒剂（氯和次氯酸盐）	0.2~0.5mg/ml 10%~20%漂白粉	消毒、清洗伤口、溃疡、坏疽和体腔等，对细菌、真菌、病毒均有作用。 消毒无渗透设备的表面，如：脸盆等	对分枝杆菌、芽孢、需较高浓度，较长时间才有效；氯有刺激性和毒性；次氯酸盐对金属有腐蚀性；有机物可降低次氯酸盐的活性；$pH<5$或$pH>9$时抗菌效能降低
甲紫	2%~4%	对G^+菌，特别是对葡萄球菌作用强，常用于消毒伤口、烧伤、溃疡、真菌感染等	

续表

消毒剂名称	浓度	用途	使用注意事项
环氧乙烷	1%~5%	对病毒、真菌、细胞及芽孢有较强杀灭作用，适用于塑料、橡胶、纸板等包装的固体药品及纸张、木材、皮革、金属、塑料、化纤、橡胶等制品的灭菌	灭菌时，环氧乙烷应充满被消毒物品所在的真空容器或耐压容器中，连续作用4h以上；环氧乙烷的沸点为10.8℃，易爆，使用时严禁接触明火；环氧乙烷对人体有毒，使用时防止直接接触；搬运环氧乙烷贮存罐时，应轻拿轻放，避免撞击；环氧乙烷滴在皮肤上，用水冲洗，浸入眼内，用硼酸水冲洗

四、消毒剂配制的操作规程

（1）采用稀释法配制消毒剂所用公式：

$CV = C_1V_1$

C：已知浓溶液的浓度　　V：需用浓溶液的体积

C_1：欲配稀溶液的浓度　　V_1：欲配稀溶液的体积

（2）75%乙醇配制方法：取95%乙醇溶液3947ml加水至5000ml，搅拌均匀后，用酒精比重计测溶液酒精度，再用95%乙醇或纯化水补足使酒精度达75%，置干燥容器内密闭保存。如需增加或减少配置量，则按比例增加或缩小。

（3）0.1%新洁尔灭溶液配制方法：采购的新洁尔灭溶液一般为1%，取1%新洁尔灭溶液500ml加水至5000ml，搅拌均匀即为0.1%的溶液，置干燥容器内密闭保存。如需增加或减少配置量，则按比例增加或缩小。

（4）3%双氧水溶液配制方法：取30%双氧水溶液500ml加水至5000ml稀释成3%的溶液，置干燥容器内密闭保存。

（5）2%甲酚皂溶液：采购的甲酚皂液一般为50%，取50%甲酚皂液200ml加水至5000ml，搅拌均匀即为2%的甲酚皂溶液，置干燥容器内密闭保存。如需增加或减少配置量，则按比例增加或缩小。

（6）5%甲酚皂溶液：取50%用甲酚皂液500ml加水至5000ml稀释成5%的溶液，置干燥容器内密闭保存。

（7）3%双氧水溶液：取30%双氧水液1000ml加水至10000ml稀释成

3% 的溶液，置干燥容器内密闭保存。

（8）硫酸 - 重铬酸钾溶液：取 250g 重铬酸钾加入 1000ml 的水中，加热充分溶解后，缓慢加入 4000ml 硫酸液（按重铬酸钾：注射用：硫酸液 =1：4：16）。

（9）84 消毒液：取采购的 84 消毒液 100ml，加纯化水 5000ml 搅拌均匀，即成 84 消毒液，置干燥容器内密闭保存。如需增加或减少配置量，则按比例增加或缩小。

（10）手消毒液：洗必泰溶于 70% 的乙醇配成 0.5% 的洗必泰乙醇溶液，再加入溶液量 2% 的甘油即成手消毒液，置干燥容器内密闭保存。

（11）甲醛、乳酸：直接使用。

（12）配制后消毒剂的盛装容器壁上贴标签注明名称、配制日期、有效期限、配制人等。

（13）注意事项：

①配制消毒剂时必须二人复核操作。配制过程记录在“清洁剂、消毒剂配制、发放记录”（表 3 - 2）中。

②配制消毒剂注意劳动保护，必须戴保护用品，避免烧伤。

③C 级洁净区所用消毒剂的配制用水为注射用水，D 级洁净区所用消毒剂的配制用水为纯化水。

④C 级洁净区与 D 级洁净区盛装消毒剂的容器必须有明显的级别状态标示，禁止不同级别容器交叉使用。

⑤生产区域内消毒剂每月轮换使用。

⑥消毒剂由指定人员配制，各部门使用时直接领取，配制、发放情况填写在“清洁剂、消毒剂配制、发放记录”中。

⑦消毒剂在稀释配制和分装前，需检查母液的有效期，不得使用已超出有效期的消毒剂。

⑧消毒剂现用现配，并在指定地点配制消毒剂，避免造成污染。

表3-2　某制药厂车间清洁剂、消毒剂配制发放记录

配制							发放				
日期	名称	应配浓度	称（量）取量	使用溶剂	总配量	配制人	日期	领用岗位	领用量	领用人	用途

技能训练

按照本任务的要求配制相应的清洁液与消毒液，并认真填写配制记录。

任务三　清洁消毒技术

一、清洁与清洁剂

1. 清洁

清洁是指将物体上细菌污染的数量，降低到公共卫生规定的安全水平以下的过程。常指清洁无生命的物体，主要指清洁操作，有时清洗和抗菌相结合。

清洁的目的就是要消除活性成分的交叉污染，消除异物（不洁性微粒），降低或消除微生物及热原对药品的污染。

清洁一般包括厂房清洁和设备清洁。厂房清洁范围包括洁净室的天花板、墙壁、地面及室内的管线等。常用的方法有：①湿拖，即用湿拖把拖地；②擦洗法，即用擦洗机，利用其摩擦力进行擦洗；③高压冲洗，此方法可减少用水量，且效果好于普通冲洗法；④先用真空抽尘后湿拖，此法适用于粉末物料的区域，前提是其排气要装上过滤器。设备清洁方法分为三种类型：手工的、半自动的及全自动的。手工清洗又称拆机洗，如灌装机头、软管等拆洗，目前国内大部分生产设备都采用这种方法进行清洗。

半自动清洗是指超声波清洗。大型固定设备（系统）需采用在线清洗（cleaning in place，即 CIP）。CIP 指在一个规定时间内，将一定温度的清洁液和淋洗液以控制的流速通过待清洗的系统进行循环，达到清洁的目的。CIP 系统可达到均匀一致的清洁效果，并可再现。

2. 清洁剂

清洁剂，是指用于移除设施和设备表面可能影响消毒剂效力的物质或潜在微生物残留物的介质。清洁剂应能有效溶解残留物，对设备、容器、物料及产品不发生化学反应，不污染；安全、无毒；无腐蚀性；且本身易被清除。对于水溶性残留物，水是首选的清洁剂。另外，乙醇也是可以选择的种类。应尽量选择组分简单、成分明确的清洁剂，不宜采用一般家用清洁剂。可以自行配制成分简单、效果确切的清洁剂，如一定浓度的酸、碱溶液等。

清洁剂包括：洁厕精，洗衣粉、洗手液，洗洁精，1%氢氧化钠溶液。

（1）洁厕精：用于卫生间的清洁，使用前先倒出适量，用塑料刷反复刷洗，最后用自来水冲洗残留的洁厕精。

（2）洗衣粉：用于工作服、工作鞋及抹布的清洗。

（3）洗手液：使用前将洗手液倒入挤压式洗手器内，使用时用手轻轻挤压取出适量，两手相互摩擦，最后用饮用水或纯化水冲洗干净。

（4）洗洁精：用于车间计量器具、工具、仪器设备内外表面及门窗玻璃、墙面、地板等去油污，使用前倒出适量后用塑料刷刷洗或用抹布檫洗，最后用饮用水或纯化水冲洗干净。

（5）1%氢氧化钠溶液（1% NaOH）：取氢氧化钠 50g，配制成 5000ml 的溶液即可。如需增加或减少配置量，则按比例增加或缩小。用于提取罐、配液罐内部等不易清洁部位的清洁。

二、消毒方法与周期

1. 三步消毒法

制药企业为了维持一个有效的污染控制体系，需要遵循三步走的消毒方法，步骤如下：

（1）清洁　尽可能的移除污垢后，才能进行消毒，一是避免了消毒剂的失效，二是使消毒剂与微生物充分接触。在清洁的过程中，不仅要将清洁剂冲洗干净，避免残留物影响消毒剂的作用；而且要考虑到所用清洁剂与消毒剂的兼容性，避免两者之间发生反应。

（2）消毒　一个有效的消毒过程是指将消毒剂安全的布着于目标表面并保持一个特定的有效时间的过程。消毒通常采用两种方法：①拖洗法和擦拭法，适用于平整的、易于到达的表面；②喷洒或喷雾法，适用于高处、管道、复杂设备。

（3）清除残留　清除工作是保证消毒效果和避免再次污染的关键。为了确保消毒的有效性，要保证消毒液与表面有充分的接触时间，避免消毒至清除的时间过短。为了避免产生二次污染，要有措施保证彻底清除残留。

注意：在A/B级进行清洁消毒时，所使用的清洁消毒工具应该尽可能通过湿热灭菌的方式进行处理，所使用的清洁剂和消毒剂必须采用无菌过滤或者辐照灭菌的方式处理。

2. 消毒周期

消毒周期一定要和洁净区的级别相对应，必须满足GMP的最低要求。消毒剂应经常更换，一般来讲，需要交叉使用消毒剂。每次清洁消毒完成后，应在相应日志或者记录上进行记录，注明日期、清洁消毒区域、所用消毒剂、消毒方法和操作人员姓名。

表3-2　非洁净区清洁消毒频次

清洁范围	一般生产区岗位、走廊、更衣室及其辅助房间
每日	1. 擦拭室内桌椅、柜、设备表面、墙外壁及地面
	2. 擦去门窗、水池及其他设施上污迹
	3. 清除垃圾
每周	1. 擦洗门窗、水池及其他设施
	2. 刷洗地面、废物贮器、地漏等处
每月	1. 对墙面、顶棚、照明及其他附属装置除尘
	2. 全面清洗工作场所设施

表3-3　洁净区清洁消毒频次

清洁内容	清洁频率	清洁剂消毒剂
灯具	每周一次	饮用水、纯化水；5%甲酚皂或5%苯酚
门、窗、墙、地面、天花板	门、窗、地面：1次/班； 天花板1次/周	饮用水、纯化水； 5%甲酚皂或5%苯酚
工作台、凳	每班生产结束清场时； 停产时间超过72h，重新开工前； 发生意外污染，需要清洁时	饮用水、纯化水；5%甲酚皂或5%苯酚
清洁内容	清洁频率	清洁剂消毒剂
不锈钢物料桶、瓢	使用完毕后；发生意外污染，需要清洁时	纯化水； 75%乙醇或0.2%新洁尔灭
定置架、容器架	每班生产结束清场时； 停工时间超过72h，重新开工前； 发生意外污染，需要清洁时	纯化水； 5%甲酚皂和5%苯酚
手推车	每班生产结束清场时； 发生意外污染，需要清洁时	纯化水； 5%甲酚皂或5%苯酚
电话	每天生产结束时； 发生意外污染，需要清洁时	纯化水； 75%乙醇或0.2%新洁尔灭
工艺管道	每班生产结束清场时； 停工时间超过72h，重新开工前	饮用水； 5%甲酚皂或5%苯酚
洁具架、废物桶	每天生产结束时	饮用水； 5%甲酚皂或5%苯酚
地漏	1次/天，停产期间每周至少清洁消毒1次	饮用水； 5%甲酚皂或5%苯酚

三、非洁净区消毒操作规程

1. 着装及用具

（1）操作人员按进入非洁净区着装要求进行着装。

（2）清洁用具

①擦杆：用于擦拭天花板、墙面、窗户、地面。

②抹布：卡在擦杆上，专用于天花板、墙面、窗户的清洁、消毒；或用于送风口、感烟器、灯具、设备、台面、门等房间内暴露物品的清洁、消毒；或卡在擦杆上，专用于地面的清洁、消毒。

③水桶：取水、装配制好的消毒剂。

（3）防护用品

①橡胶手套：消毒时需戴上橡胶手套。

②防护眼镜：消毒时需戴上防护眼镜。

（3）化学用品

①清洁剂。

②消毒剂　使用量：每平方米≥20ml。

2. 清洁频次

（1）日常清洁：每日一次。

（2）日常消毒：每日一次。

（3）全面清洁、消毒

①频率为每月一次的区域：门厅、办公室、楼梯间、电梯间。

②频率为每半月一次的区域：鞋柜走道、走道、更衣间、洗手间、存衣间、检测间、暂存间、洁具间、化学试剂存放间、称量间、储存间、洗刷间、冻干机房、控制间、灯检间。

3. 清洁范围

（1）门厅

①日常消毒：地面、门把手等。

②全面清洁、消毒：天花板、玻璃墙面、窗户、灯具、门、门把手、地面等。

（2）办公室

①日常清洁：办公桌、电脑、打印机、不锈钢凳、文件柜等。

②全面清洁、消毒：天花板、玻璃墙面、灯具、办公桌、电脑、打印机、文件柜、不锈钢凳、玻璃门、门及门把手、地面等。

（3）楼梯间

①日常清洁：楼梯扶手及玻璃挡板、地面、门及门把手等。

②全面清洁、消毒：天花板、楼梯扶手及玻璃挡板、门及门把手、地面等。

（4）电梯间

①日常消毒：电梯外的地面、电梯内部及门把手等。

②全面清洁、消毒：天花板、灯具、窗户、消火栓、门、门把手、电梯门、电梯内部、电梯外的地面等。

（5）鞋柜走道

①日常消毒：鞋柜外表面、门把手、地面等。

②全面清洁、消毒：天花板、感烟器、送风口、灯具、墙面、鞋柜外表面、鞋柜每格内表面、门、门把手、地面等。

（6）走道

①日常消毒：门把手、地面等。

②全面清洁、消毒：天花板、感烟器、送风口、墙面、灯具、消火栓、门、门把手、地面等。

（7）更衣间

①日常消毒：衣柜外表面、衣柜每格里面、储物架、消火栓外表面、不锈钢凳、门把手、地面等。

②全面清洁、消毒：天花板、感烟器、送风口、墙面、灯具、消火栓外表面、消火栓内部、衣柜外表面、衣柜每格里面、储物架、不锈钢凳、门、门把手、地面等。

（8）洗手间

①日常消毒：地面及门把手等。

②全面清洁、消毒：天花板、送风口、感烟器、墙、灯具、烘手器、水槽、门、门把手、地面、地漏等。

（9）洗衣间

①日常消毒：工作台、不锈钢凳、地面及门把手等。

②全面清洁、消毒：天花板、感烟器、送风口、墙面、窗户、灯具、工作台、不锈钢凳、水槽、门、门把手、地面、地漏等。

（10）存衣间

①日常消毒：储物架、不锈钢凳、门把手、地面等。

②全面清洁、消毒：天花板、感烟器、送风口、墙面、窗户、灯具、储物架、不锈钢凳、门、门把手、地面等。

（11）检测间

①日常消毒：工作台、不锈钢凳、门把手、地面等。

②全面清洁、消毒：天花板、感烟器、送风口、墙面、窗户、灯具、

工作台、不锈钢凳、门、门把手、地面等。

(12) 暂存间

①日常消毒：储物架、工作台、不锈钢凳、门把手、地面等。

②全面清洁、消毒：天花板、感烟器、送风口、墙面、窗户、灯具、储物架、工作台、不锈钢凳、门、门把手、地面等。

(13) 洁具间

①日常清洁：水槽、地漏等。

②日常消毒：储物架、地面、门把手等。

③全面清洁、消毒：天花板、感烟器、送风口、墙面、灯具、储物架、水槽、门、门把手、地面、地漏等。

(14) 化学试剂存放间

①日常消毒：储物架、地面、门把手等。

②全面清洁、消毒：天花板、感烟器、送风口、墙面、灯具、储物架、门、门把手、地面等。

(15) 称量间

①日常消毒：层流罩、工作台、地面、门把手等。

②全面清洁、消毒：天花板、感烟器、送风口、墙面、灯具、层流罩、工作台、门、门把手、地面等。

(16) 储存间

①日常消毒：工作台、储物架、不锈钢凳、门把手、地面等。

②全面清洁、消毒：天花板、感烟器、送风口、墙面、灯具、工作台、储物架、不锈钢凳、门、门把手、地面等。

(17) 洗刷间

①日常消毒：工作台、不锈钢凳、储物架、门把手、地面等。

②全面清洁、消毒：天花板、感烟器、送风口、墙面、窗户、灯具、工作台、不锈钢凳、储物架、水槽、地漏、门、门把手、地面等。

(18) 冻干机房

①日常消毒：门把手、地面等。

②全面清洁、消毒：天花板、感烟器、送风口、墙面、灯具、门、门

把手、地面、地漏等。

(19) 控制间

①日常清洁：办公桌、电脑、不锈钢凳等。

②日常消毒：门把手、地面等。

③全面清洁、消毒：天花板、感烟器、送风口、墙面、灯具、办公桌、电脑、不锈钢凳、门、门把手、地面等。

(20) 灯检间

①日常消毒：工作台、不锈钢凳、门把手、地面等。

②全面清洁、消毒：天花板、感烟器、送风口、墙面、灯具、工作台、不锈钢凳、门、门把手、地面等。

4. 清洁

(1) 操作人员到洁具间领取干净的擦杆、水桶、毛刷、清洁剂。

(2) 一人站在登高工具上，一人扶住工具，确保操作人员安全后，用毛刷来回打扫天花板，清理蜘蛛网、灰尘等，打扫后的天花板应干净无污物。

(3) 到存衣间领取抹布，在洗刷间取纯化水，连同清洁用具一并推至需要清洁的区域内。

(4) 将专用抹布放入桶内浸湿后，保持适当湿润度，背面向上平铺于地面，然后将擦杆板放在抹布上向下一卡，将抹布两边卡入地拖板卡住，用它按照从内到外、从左到右的顺序拖擦天花板、墙面，清洁后，不能出现明显的水珠。观察是否存在污渍，如果有，将适量清洁剂倒在另一张抹布上，来回擦拭出现污渍的地方，直至干净，擦拭后应无任何明显的污渍。

(5) 将专用抹布放入桶内浸湿后，保持适当湿润度，并按照从上到下，从左到右，从内到外的顺序无遗漏擦拭送风口、感烟器、灯具、玻璃墙面、灯具、办公桌、培训桌、电脑、复印机、打印机、烘手器、水槽、文件柜、储物架、工作台、不锈钢凳、楼梯扶手及玻璃挡板、隔栏及玻璃挡板、窗户、消火栓外表面、消火栓内部、层流罩外表面、衣柜外表面、衣柜每格里面、鞋柜外表面、鞋柜每隔里面、电梯内部、玻璃墙面、玻璃门、电梯门、门及门把手等，清洁后，不能出现明显的水珠。观察是否存在污渍，如果有，将适量清洁剂倒在另一张抹布上，来回擦拭出现污渍的地方，直至干净，擦拭后应无任何明显的污渍。

（6）将抹布在洗衣间的水池冲洗干净，在洗衣机内进行清洗、烘干。

（7）每次清洁后及时填写《清洁、消毒记录》。

5. 消毒

（1）操作人员到洁具间领取干净的擦杆、水桶，在洗刷间取纯化水，用水桶内配制消毒剂。

（2）到存衣间领取抹布。

（3）用不锈钢推车一并推至需要消毒的区域。

（4）戴上橡胶手套和佩戴护目镜。

（5）将专用抹布放入桶内浸湿后，保持适当湿润度，背面向上平铺于地面，然后将擦杆板放在抹布上向下一卡，将抹布两边卡入地拖板卡住，用它按照从内到外、从左到右的顺序拖擦天花板、墙面、窗户，消毒后，不能出现明显的水珠。

（6）将专用抹布放入桶内浸湿后，保持适当湿润度，并按照从上到下，从左到右，从内到外的顺序无遗漏擦拭送风口、感烟器、灯具、玻璃墙面、灯具、办公桌、培训桌、电脑、复印机、打印机、烘手器、水槽、文件柜、储物架、工作台、不锈钢凳、楼梯扶手及玻璃挡板、隔栏及玻璃挡板、窗户、消火栓外表面、消火栓内部、层流罩外表面、衣柜外表面、衣柜每格里面、鞋柜外表面、鞋柜每隔里面、电梯内部、玻璃墙面、玻璃门、电梯门、门及门把手等，消毒后，不能出现明显的水珠。

（7）将 3000 ~ 5000ml 消毒剂倒入地漏进行消毒。

（8）将专用抹布放入桶中，保持适当湿润度，背面向上平铺于地面，然后将擦杆板放入抹布上向下一卡，将抹布两边卡入地拖板卡住，用它按照从内到外、从左到右的顺序拖擦地面。如地面有渣滓应拖扫至门口用方巾卷起丢弃至杂物桶。拖地后，地面不能出现明显的水珠。

（9）将抹布在洗衣间的水池冲洗干净，在洗衣机内进行清洗、烘干。

（10）每次消毒后及时填写清洁、消毒记录。

（11）清洁、消毒后将清洁用具、清洁剂移交至洁具间。

四、洁净区消毒操作规程

1. 着装及用具

（1）操作人员按进入洁净区着装要求进行着装。

（2）清洁用具

①擦杆：用于擦拭天花板、墙面、窗户、地面。

②抹布：卡在擦杆上，专用于天花板、墙面、窗户的清洁、消毒；或用于送风口、感烟器、灯具、设备、台面、门等房间内暴露物品的清洁、消毒；或卡在擦杆上，专用于地面的清洁、消毒。

③水桶：取水、装配制好的消毒剂。

（3）防护用品

①橡胶手套：消毒时需戴上橡胶手套。

②防护眼镜：消毒时需戴上防护眼镜。

（4）化学用品

①清洁剂。

②消毒剂。

2. 清洁频次

（1）每班进行一次清洁，更换品种或规格时进行一次大清洁。

（2）同品种规格生产周期超过一周时，安排在周末进行一次大清洁。

（3）清洁剂要交换使用，每种清洁剂使用一个月要更换另一种。

3. 清洁程序

（1）临近正常清洁周期，提前在清洁室配制好所用清洁液。

（2）由洁具存放间取出丝光毛巾、塑料笤帚、簸箕、一次性废弃物袋、塑料容器等清洁用具。

（3）操作室内先完成工序清场操作，将待清洁区域内废弃物清理到塑料簸箕中，倒入废弃物袋中。

（4）将丝光毛巾在清洁液中荡洗三遍，提起，折叠拧至半干，然后将半干丝光毛巾平整开，沿中线折叠两次，使其成为四层，将折叠好的丝光毛巾平展在手掌中（下同）。

（5）然后在相应清洁区域内，对照相应的清洁内容和方法要求进行环境清洁操作。

（6）各清洁区域的总体清洁顺序为由上到下，有里到外，避免重复污染。

（7）日常清洁的有效期为24小时，每周的大清洁有效期为7天；间断性生产开始前或更换品种生产前，必须按每周大清洁的要求进行彻底清场清洁，按《清场清洁检查SOP》检查合格后方可开始生产。

4. 清洁范围及周期

清洁范围与周期见表3－4。

表3－4　清洁范围与周期

周期 区域	每班	每周
配制间	1. 清除并清洗废弃物贮器； 2. 擦拭门窗、地面、地漏室内桌椅柜、用具及设备外壁； 3. 擦去管道及其他设施上的污迹； 4. 擦去墙面污迹	全面擦拭工作场所、门窗玻璃、墙面、天花板、照明、风口、地漏、设备设施及其他附属装置
物料暂存室	1. 清除并清洗废弃物贮器； 2. 擦拭门窗、地面、室内桌椅柜、用具及设备外壁； 3. 擦去墙面污迹	全面擦拭工作场所、墙面、天花板、照明、排风、传递窗、设备设施及其他附属装置
称量室	1. 清除并清洗废弃物贮器； 2. 擦拭门窗、地面、室内桌椅柜及用具； 3. 擦去墙面污迹	全面擦拭工作场所、门窗玻璃、墙面、天花板、照明、排风、传递窗、设备设施及其他附属装置
记录室	1. 清除并清洗废弃物贮器； 2. 擦拭门窗、地面、室内桌椅柜及用具； 3. 擦去墙面污迹	全面擦拭工作场所、门窗玻璃、墙面、天花板、照明、排风其他附属装置
灌封间	1. 清除并清洗废弃物贮器； 2. 擦拭门窗、地面、地漏、室内桌椅柜、用具及设备外壁； 3. 擦去管道及其他设施上的污迹； 4. 擦去墙面污迹	全面擦拭工作场所、墙面、天花板、照明、风口、地漏、设备设施及其他附属装置
水储备室	1. 清除并清洗废弃物贮器； 2. 擦拭门窗、地面、、地漏用具及设备外壁； 3. 擦去管道及其他设施上的污迹； 4. 擦去墙面污迹	全面擦拭工作场所、门窗玻璃、墙面、天花板、照明、风口、地漏、设备设施及其他附属装置

续表

区域\周期	每班	每周
安瓿灭菌间	1. 清除并清洗废弃物贮器； 2. 擦拭门窗、地面、地漏、用具及设备外壁； 3. 擦去管道及其他设施上的污迹； 4. 擦去墙面污迹	全面擦拭工作场所、门窗玻璃、墙面、天花板、照明、风口、地漏、设备设施及其他附属装置
洁净走廊	1. 清除废弃物； 2. 擦拭门窗、地面； 3. 擦去墙面污迹	全面擦拭门窗玻璃、墙面、天花板、照明、风口及其他附属装置
工具清洗室	1. 清除废弃物； 2. 擦拭门窗、地面、地漏及用具外壁； 3. 擦去水池、管道及其他设施上的污迹； 4. 擦去墙面污迹	全面擦拭工作场所、门窗玻璃、墙面、天花板、照明、风口、水池地漏、设备设施及其他附属装置
洁具室	1. 清除并清洗废弃物贮器； 2. 擦拭门窗、地面、地漏、用具及设备外壁； 3. 擦去水池、管道及其他设施上的污迹； 4. 擦去墙面污迹	全面擦拭门窗玻璃、墙面、天花板、照明、风口、水池地漏、设备设施及其他附属装置
手消毒室	1. 清除废弃物； 2. 擦拭门窗、地面； 3. 擦去墙面污迹	全面擦拭门窗玻璃、墙面、天花板、照明、风口及其他附属装置
质检室	1. 清除废弃物； 2. 擦拭门窗、地面、室内桌椅柜、用具及设施外壁； 3. 擦去墙面污迹	全面擦拭工作场所、门窗玻璃、墙面、天花板、照明、风口、设备设施及其他附属装置
更衣室	1. 清除并清洗废弃物贮器； 2. 擦拭门窗外壁及地面； 3. 擦去墙面污迹	全面擦拭门窗玻璃、墙面、天花板、照明、排风及其他附属装置
缓冲间	1. 清除废弃物； 2. 擦拭门窗外壁及地面； 3. 擦去墙面污迹	全面擦拭门窗玻璃、墙面、天花板、照明、排风、设备设施及其他附属装置

5. 清洁对象与方法

清洁对象与方法见表3－5。

表3－5　清洁对象与方法

清洁对象	清洁方法
天花板	1. 将丝光毛巾在清洁液中荡洗三遍，提起，折叠拧至半干，再均匀缠绕在T型架上； 2. 用T型架按由里向外的顺序用均力擦拭天花板； 3. 每擦拭 $2m^2$ 面积取下丝光毛巾清洁后，继续清洁，使清洁实际有效

续表

清洁对象	清洁方法
灯具	1. 灯具的擦拭必须在完全关闭电源且灯具降温后进行； 2. 将洁净半干丝光毛巾折成方块，由灯具内向外擦拭至洁净，再用干丝光毛巾重新擦拭至干； 3. 灯具清洁后要停10分钟后开启电源开关，试用正常
门窗、玻璃	1. 将丝光毛巾在清洁液中荡洗三遍，提起，折叠拧至半干； 2. 然后将半干丝光毛巾平整开，沿中线折叠两次，使其成为四层，将折叠好的丝光毛巾平展在手掌中； 3. 按由上向下、由里向外的顺序对其内外壁进行清洁； 4. 视情况反折丝光毛巾，使清洁实际有效
墙壁	1. 将丝光毛巾在清洁液中荡洗三遍，提起，折叠拧至半干； 2. 然后将半干丝光毛巾平整开，沿中线折叠两次，使其成为四层，将折叠好的丝光毛巾平展在手掌中； 3. 按由上向下、由里向外的顺序擦拭干净； 4. 视情况反折丝光毛巾，使清洁实际有效
通风橱及设备	1. 将丝光毛巾在清洁液中荡洗三遍，提起，折叠拧至半干； 2. 然后将半干丝光毛巾平整开，沿中线折叠两次，使其成为四层，将折叠好的丝光毛巾平展在手掌中； 3. 按由上向下、由里向外的顺序对其内外壁进行清洁； 4. 视情况反折丝光毛巾，使清洁实际有效
台面桌椅	1. 将丝光毛巾在清洁液中荡洗三遍，提起，折叠拧至半干； 2. 然后将半干丝光毛巾平整开，沿中线折叠两次，使其成为四层，将折叠好的丝光毛巾平展在手掌中； 3. 按由上向下、由里向外的顺序对其擦拭干净； 4. 视情况反折丝光毛巾，使清洁实际有效
传递窗	1. 将丝光毛巾在清洁液中荡洗三遍，提起，折叠拧至半干； 2. 然后将半干丝光毛巾平整开，沿中线折叠两次，使其成为四层，将折叠好的丝光毛巾平展在手掌中； 3. 按由上向下、由里向外的顺序擦拭清除传递窗、各角落、紫外灯灰尘污迹，污垢堆积处用毛刷、清洁剂刷洗清除污垢； 4. 视情况反折丝光毛巾，使清洁实际有效
风口	1. 将洁净丝光毛巾折成条状，以其边缘仔细地对出风口进行清洁； 2. 注意擦拭动作要协调，将风口外壁的污物完全清洁掉而又不会因为擦拭将一部分污物沿风口小孔进入风口内壁而造成污染
水池	1. 拧开水龙头，将水池内的杂物冲净，如果有大的杂物，必须先用毛刷将杂物清理到废弃物袋中，然后用水冲净； 2. 用浸过清洁液的毛刷将水池内、外壁污迹去掉； 3. 用水冲净水池内外及毛刷上的清洁液； 4. 用干丝光毛巾擦拭干净

续表

清洁对象	清洁方法
地漏	1. 取下地漏的不锈钢上盖、蓖子，放入一容器内； 2. 清理地漏槽内的杂物，放入废弃物袋内； 3. 用纯化水冲洗 2~3 遍后，用毛刷蘸取清洁液刷洗至洁净。用纯化水冲洗至无泡沫产生； 4. 用毛刷蘸取消毒液刷洗内槽，再用水冲洗至洁净； 5. 分别用清洁剂和消毒剂清洗上盖和蓖子，用水冲洗干净，再用丝光毛巾擦拭至洁净； 6. 盖上蓖子，用消毒液液封蓖子，盖上地漏的上盖
地面	1. 用塑料笤帚以门为基准，缓缓从内向外清扫地面至洁净，将清扫物清理到废弃物袋中； 2. 用浸清洁剂的半干拖把以门为基准，沿由里向外的顺序对地面进行擦拭，每擦拭 $2m^2$ 面积，反折丝光毛巾用洁净面继续清洁； 3. 视情况对丝光毛巾重新用水涮干净，再浸清洁剂拧至半干继续清洁，使清洁实际有效，干净后退出洁净室关门
清洁工具	1. 随清洁工作的进行将清洁工具及废弃物袋转移； 2. 将废弃物袋传递至废弃物暂存间，生产结束后集中处理； 3. 将清洁工具转移至洁具室内按《清洁工具管理 SOP》的要求清洗后，定置存放

6. 消毒方法与程序

（1）消毒频次：正常生产情况下每班进行一次消毒液擦拭消毒，并打开紫外灯消毒 30min；间断性生产开始前或激素类、抗肿瘤产品生产结束后或每周末生产结束后，必须按每周大清洁的要求进行彻底清场清洁后进行消毒，并进行臭氧消毒 60min。

（2）消毒液：消毒液要交换使用，每种消毒液使用一个月要更换另一种。防止微生物的耐药性。

（3）消毒操作程序

①临近正常消毒周期，先进行环境大清洁，并提前在清洁室配制好所用消毒液。

②由洁具存放间取出丝光毛巾等消毒用具。

③将丝光毛巾在消毒液中荡洗三遍，提起，折叠拧至半干，然后将半干丝光毛巾平整开，沿中线折叠两次，使其成为四层，将折叠好的丝光毛巾平展在手掌中（下同）。

④然后按每周大清洁顺序与方法，在相应清洁区域内进行环境消毒操作。全面擦拭工作场所、门窗玻璃、墙面、天花板、照明、排风、水池地

漏、设备设施及其他附属装置。

⑤各消毒区域的总体擦拭顺序为由上到下，有里到外，避免重复污染。

⑥地漏消毒后，盖上蓖子，用消毒液液封蓖子，盖上地漏的上盖。

⑦安装紫外灯的传递窗，打开紫外灯照射消毒30min。

7. 臭氧消毒

（1）消毒频次：正常情况下每周用臭氧消毒一次，生产结束后更换品种时用臭氧消毒一次。

（2）开机前应保持洁净室内相应密闭，预防臭氧泄露，以确保臭氧在空间分布均匀和作用效率。

（3）接通臭氧发生器的电源并调整定时器定60min，启动发生器电源，人员退出消毒区域。

（4）臭氧消毒结束后，再用新鲜空气置换约30min。

8. 消毒注意事项

（1）药品生产结束后，先用专用丝光毛巾和洁具浸3%纯碱溶液全面擦拭工作区域后再进行清洁消毒工作。

（2）消毒操作一定要在大清洁完成后进行。

（3）严格按消毒剂的更换要求进行消毒剂更换。

（4）进行臭氧消毒时，人员一定要离开消毒现场。

（5）认真做好消毒记录。

（6）消毒后臭氧发生器等消毒用具及时在清洁间进行清洁，定置存放。

（7）日常消毒的有效期为24小时，每周的大消毒有效期为7天；间断性生产开始前或激素类产品生产结束后或每周末生产结束后，必须按每周大清洁的要求进行彻底清场清洁并消毒，检查合格后方可开始生产。

（8）每月一次对空调系统和洁净区环境同时进行大消毒。

知识链接

某制药厂 QC 洁净室的消毒标准操作规程

文件编号	SOP ZLxxxx	文件名称	QC 洁净室清洁、消毒规程	序页/总页	1/2
制订人		审核人		批准人	
制订日期	年 月 日	审核日期	年 月 日	批准日期	年 月 日
发布日期	年 月 日	生效日期	年 月 日	版本号	00
颁发部门	质量部	分发部门	QC 室		

1. 目的：

建立洁净室清洁、消毒程序，防止样品被环境中的微生物污染影响检测结果的准确性。

2. 范围：

本标准适用于 QC 洁净室的清洁、消毒。

3. 职责：

QC 洁净室工作人员对本标准的实施负责。

4. 程序：

4.1 清洁部位：层流净化台、地面、墙面、天花板、门窗及玻璃、把手等。

4.2 清洁频度：操作前、操作后、每两周最后一个工作日。

4.3 清洁工具：水桶、拖布、毛刷、海绵、清洁巾、橡胶手套等。

4.4 清洁剂：取雕牌洗涤剂加纯化水配成适宜浓度摇匀即可。

4.5 消毒剂（每月轮换使用）：

4.5.1 5%甲酚皂溶液：取甲酚皂液加纯化水适量配成5%溶液，摇匀即可。

4.5.2 0.2%新洁尔灭溶液：取新洁尔灭适量加纯化水配制成0.2%溶液，摇匀即可。

4.5.3 75%酒精溶液：取95%乙醇加纯化水稀释成75%溶液，摇匀即可。

4.6 清洁方法：

4.6.1 操作前的清洁消毒：操作前对工作间内各种表面、空气进行清洁或消毒。

4.6.1.1 层流净化台：用湿纱布擦拭后，用消毒剂擦拭消毒。

4.6.1.2 桌面：用湿纱布擦拭后，用消毒剂消毒。

4.6.1.3 地面：用清洁剂溶液擦拭后，用消毒剂擦拭消毒。

4.6.1.4 空气消毒：洁净室清洁、消毒后，打开层流净化台，使其开始运转，开启层流净化台紫外灯及洁净室紫外灯照射消毒30min，关闭紫外灯后，方可进行操作。

4.6.2 操作结束后的清洁消毒：

4.6.2.1 整理工作台面：将使用过的器具放入铬酸洗液缸内浸泡12h后清洗。收集各种废弃物，经消毒或灭菌后处理。

4.6.2.2 分别用清洁剂、消毒剂擦拭台面、桌面、地面。

4.6.2.3 所有废弃的活菌培养物以及盛装活菌培养物的器皿，均应放入蒸汽灭菌锅内高压灭菌，不能高压灭菌的应在铬酸洗液内浸泡12h以上取出清洗晾干备用。

4.6.2.4 空气消毒：洁净室清洁、消毒后，开启洁净室及层流净化台紫外灯，照射消毒30min。

4.6.3 每两周工作结束后的清洁消毒：

4.6.3.1 先用清洁剂、消毒剂擦拭室内各种表面：层流净化台、桌面、台面、所有门窗、墙壁、天花板、地面等。

4.6.3.2 开启臭氧发生器进行消毒。

4.6.3.3 开启紫外灯照射30~60min。

4.7 清洁工具的清洗及存放：将清洁工具用洗涤剂清洗干净，并用消毒剂消毒后，置指定位置晾干备用。

4.8 清洁效果评价：

4.8.1 肉眼检查：各种表面应光洁，无可见异物或污垢。

4.8.2 检测确认：

检测对象	测试方法	频率	标准		
无菌室空气	裸置双碟	每星期一次	百级	万级	10 万级
			1 个/皿	3 个/皿	10 个/皿

4.9 超过规定标准时的处理程序：

4.9.1 若层流净化台检测结果超过规定标准，应用尘埃粒子计数器找出其高效过滤器的泄露点并修补，必要时，请工程部更换高效过滤器或调风速。

4.9.2 其他测试结果超过规定标准时，应立即更换消毒剂，消毒后再进行测试。

知识链接

空气净化系统的清洁与消毒标准操作规程

1. 目的：规范空调净化系统清洁、消毒程序，保证洁净区空气清洁，维持正常生产。

2. 适用范围：D 级、质量管理部空调净化系统的清洁、消毒。

3. 职责：

洁净区操作人员负责洁净区的清洁，并配合空调操作人员消毒。

空调操作人员负责空调净化系统的清洁、消毒。

QA 负责车间生产区高效的检漏。

QC 负责质量管理部洁净区高效的检漏。

4. 程序：

4.1 空调系统的清洁：

4.1.1 洁净区操作人员按要求做好洁净区卫生，包括送风口、回风口、排风口、除尘风口、墙面、地面卫生。

4.1.2 空调机组箱体内壁的清洁：

4.1.2.1 清洁人：空调操作人。

4.1.2.2 清洁工具：毛巾、塑料桶。

4.1.2.3　清洁剂：饮用水。

4.1.2.4　清洁周期：每月一次。

4.1.2.5　清洁方法：

检查确认机组箱内风机电源切断，并挂上“禁止合闸”牌，将进、出、回总风管风阀关闭后，打开检修灯，打开人孔门，一人进入，一人在外监控。先检查机箱内壁应无脱落，开裂现象，如有脱落现象，应找出原因，先予处理。先拆除初效、中效过滤器，将滤袋分别装入塑料袋，然后按出风段—中效过滤段—风机段—加湿，加热段—表冷段—混合段—初效过滤段—新风段顺序进行清洗。每段清洁先从顶面及四周壁，再底面，由里到外顺序清洁。清洁过程不断漂洗毛巾。

4.1.2.6　清洁标准：目测无粉尘，用洁净毛巾擦拭无异色。

4.1.3　初效、中效过滤器的清洁、更换。

4.1.3.1　初效过滤器的清洁：

A. 清洁人：空调操作人。

B. 清洁方法：用圆形塑料棒轻拍初效过滤器直至拍尽灰尘。

C. 装回。

D. 清洁标准：目测初效过滤器无粉尘，用手擦拭无异色。

E. 初效过滤器清洁、更换的条件：若初效过滤器破损应更换；当压差大于初始值2倍时应更换

4.1.3.2　中效过滤器的清洁：

A. 清洁人：空调操作人。

B. 清洁方法：用圆形塑料棒轻拍中效过滤器直至拍尽灰尘。

C. 装回。

D. 清洁标准：目测中效过滤器无粉尘，用手擦拭无异色。

E. 中效过滤器清洁、更换的条件：若中效过滤器破损应更换；当压差大于初始值2倍时应进行拍打；如未出现上述情况也应至少三个月清洁一次；一年更换一次。

4.1.3.3　初、中效过滤器的清洁、更换操作都应在“空气净化系统清洁记录”中体现。

4.1.4 高效过滤器的检漏和更换：

4.1.4.1 检漏。

4.1.4.1.1 检测人员检测洁净区的尘埃粒子数，发现超标时，会同工程部复测核实，工程部人员用环氧树脂硅胶堵漏，或紧固螺栓，直至无泄露现象出现，若经检查堵漏仍不能保证悬浮粒子数达标，应对此高效过滤器进行更换。

4.1.4.1.2 更换后，经过半小时后对更换的高效进行检测，如若不合格还应更换，直至检测合格为止。

4.1.4.1.3 检漏方法：①检查过滤器是否目测都能看见破损；②检查外框安装是否严密；③尘埃粒子计数器检测：离过滤器距离2~4cm，沿着过滤器来回扫描，巡查速度约在3~5cm/s以下，无悬浮粒子超标或急剧上升为无泄漏。

4.1.4.2 更换。

4.1.4.2.1 过滤器单个泄漏处的面积不能大于总面积的1%，全部泄漏处的面积不能大于总面积的5%，否则必须更换。

4.1.4.2.2 若洁净室风量、风压普遍偏小，经调节风管阀门仍不能恢复正常使用风量、风压要求，经工程部核实，应对过滤器进行批量更换。

4.1.4.2.3 高效过滤器正常使用三年，如有破损或损坏则应提前更换。

4.1.4.3 高效过滤器更换后，用尘埃粒子计数器放在过滤器的下方和安装连接处进行检漏。检漏方法同4.1.4.1.3。如有泄露现象，采用4.1.4.1.1方法堵漏或再次更换并再次检漏。

4.1.4.4 工程部会同质量保证部一年一次对所有高效过滤器进行全面检漏，检漏后应及时记录。

4.1.4.5 高效过滤器更换后，进行相应洁净区尘埃粒子测定，应符合相应洁净度要求。

4.2 空调系统消毒。

消毒前确认洁净区内所有人员已经撤出，生产处于停止状态。

4.2.1 D级洁净区的空气消毒：

4.2.1.1 D级洁净区首次使用前消毒一次；停产后再生产，大修后再生产需消毒。环境监控指标出现异常时需消毒。消毒剂使用情况如下：

4.2.1.1.1 消毒剂为臭氧和37%甲醛溶液，两种消毒剂交替使用。

4.2.1.1.2 将生产、操作区进行全面清洁。

4.2.1.1.3 甲醛消毒。

A. 空调操作人员关闭排风机、除尘机、排风阀、除尘阀及新风阀，并关闭空调箱风机。

B. 按表1规定的量准备高锰酸钾和甲醛。

注：计算体积并相加（包括风管、房间、空调箱），按120g/h的比例准备浓度为37%的甲醛溶液（甲醛的密度为1.1g/ml），再按2g/m^3的比例准备高锰酸钾溶液。

C. 放置容器并在容器中加入高锰酸钾，用双层纱布盖住桶口，再按比例倒入37%的甲醛溶液。

D. 等甲醛气体扩散（时间30min）。

E. 开启空调箱风机让甲醛气体循环（时间120min）。

F. 关闭空调箱风机让房间开始熏蒸消毒（时间7h）。

G. 先开除尘风管和排风管出口阀，再打开空调新风阀，开启排风机电源，除尘机电源，空调风机电源，让空调系统正常通风运行6～12h。

表3-6 D级洁净区空气净化系统消毒剂的放置量

车间	车间洁净区
总体积（包括风管、房间、空调箱）	680m^3
甲醛用量	7.5kg
高锰酸钾	1.36kg
甲醛桶内放置量/只	1.5kg
高锰酸钾桶内放置量/只	0.272kg

4.2.1.1.4 臭氧消毒。

A. 空调操作人员关闭排风机、除尘机、排风阀、除尘阀及新风阀（但空调箱风机应在运行）。

B. 启动F120型臭氧发生器，设置消毒时间为2h。

C. 2h后臭氧发生器自动停机，操作人员应切断臭氧发生器电源，开启新风阀、排风阀、除尘阀、排风机、除尘机，让空调系统正常通风运行。

D. 正常通风1h后，洁净区操作人员进入生产区进行再次全面清洁。

4.2.2 质量管理部洁净区的空调系统消毒：

4.2.2.1 甲醛消毒。

A. 空调操作人员关闭排风机、新风阀。

B. 按表2规定的量准备高锰酸钾和甲醛。

注：计算体积并相加（包括风管、房间、空调箱），按10ml/m^3的比例准备浓度为37%的甲醛溶液（甲醛的密度为1.1g/ml），再按2g/m^3的比例准备高锰酸钾溶液。

C. 放置容器并在容器中加入高锰酸钾，用双层纱布盖住桶口，再按比例倒入37%的甲醛溶液。

D. 等甲醛气体扩散（时间30min）。

E. 开启空调系统让甲醛气体循环（时间20min）。

F. 关闭空调系统让房间开始熏蒸消毒（时间7h）。

G. 开启空调系统正常通风运行6~12h。

表3-7 质量管理部洁净区的空调系统消毒剂使用量

车间	质量管理部洁净区
总体积（包括风管、房间）	140m^3
甲醛用量	1.5kg
高锰酸钾	0.28kg
甲醛桶内放置量/只	0.3kg
高锰酸钾桶内放置量/只	0.056kg

4.2.2.2 消毒剂：臭氧。

4.2.2.2.1 每日使用前4h，由无菌实验室空调操作人员关闭空调新风阀，排风机电源，关闭洁净区各门。

4.2.2.2.2 确认人员已退出，洁净区层流已打开后，开臭氧发生器，让空调风机、空调机组、通风系统循环2h。

表 3-8　空调净化系统清洁记录

日期	清洁项目	清洁工具	清洁剂	清洁方法及程序	清洁人	清洁结果	复核人

知识链接

制药用水系统清洁消毒标准操作规程

1. 目的：建立制药用水系统清洁消毒操作程序，使该工序操作人员按照本规程的要求，保证达到所规定的标准和要求。

2. 范围：纯化水系统和注射用水系统。

3. 职责：纯化水系统操作者、注射用水系统操作者、QC。

4. 程序：

4.1　原水箱清洗

4.1.1　清洗周期：每月一次。

4.1.2　清洗方法：关闭原水箱进水阀，开启原水箱排污球阀，放空原水箱中的存水，快速打开原水箱进水阀至最大流量，用饮用水冲洗 10min（必要时可用长柄毛刷从人井口进行辅助刷洗）。关闭原水箱进水阀，待冲洗水排尽后，关闭排污球阀，缓缓开启原水箱进水阀，使之自动补水完毕，待用。

4.2　纯化水贮罐及分配管道的清洗消毒

4.2.1　清洗消毒周期：

（1）正常情况每月消毒一次。

（2）当纯化水循环泵停止工作 3 天以上，生产前应消毒处理。

（3）当回水口 P3 的细菌、霉菌和酵母菌总数超过 20 个/ml 时，为警戒线；当总数超过 50 个/ml 时为行动线，则应对纯化水储罐及循环管道进行消毒处理。

4.2.2　检测方法：采用抽样检查方法。

4.2.3　检测标准：应符合《中国药典》2010 年版二部纯化水质量

标准。

4.2.4 清洗消毒过程

4.2.4.1 准备：通知生产车间及 QC 测试人员。

4.2.4.2 将纯化水贮罐放空，关闭各用水点阀门。

4.2.4.3 调整纯化水消毒管路，打开关闭相应的阀门。

4.2.4.4 开启多效蒸馏水机，打开多效蒸馏水机纯蒸汽阀输出阀，让纯蒸汽在纯化水贮罐和分配管道消毒 30min。

4.2.4.5 逐个打开用水点阀门排放纯蒸汽 1min，关闭用水点阀门.

4.2.5 长期停产时，该循环系统不作清洗消毒，重新开始生产前必须彻底清洗消毒，并经检验合格后，才能使用。

4.2.6 清洗消毒完毕由质检人员对回水口 P3 的水质按要求检测，结果必须符合纯化水标准

4.3 注射用水贮罐及分配管道的清洗消毒

4.3.1 清洗消毒周期：

(1) 当注射用水循环泵停止工作 24h 以上，生产前应对注射用储罐及循环管道进行消毒处理。

(2) 当回水口的细菌、霉菌和酵母菌总数超过 6 个/100ml 时，为警戒线；当总数超过 8 个/100ml 时为行动线，则应对注射用水储罐及循环管道进行消毒处理。

4.3.2 检测方法：采用抽样检查方法。

4.3.3 检测标准：应符合《中国药典》2010 年版注射用水指标。

4.3.4 清洗消毒过程

4.3.4.1 准备：通知生产部门及 QC 测试人员。

4.3.4.2 将注射用水贮罐及管道用生产出来的合格的注射用水进行冲洗，冲洗的注射用水在各用水点排放，每次冲洗时间不少于 5min。

4.3.4.3 排空贮罐及管道，关闭多效蒸馏水机出水阀，开启纯蒸汽系统，对贮罐及管道进行消毒，时间为 30min。

4.3.4.4 再生产注射用水对贮罐及注射用水管道进行冲洗，各用水点用注射用水冲洗 2～3 次，每次 1～2min。

4.3.5　清洗消毒完毕由质检人员对回水口的水质按要求检测，结果必须符合注射用水标准。

4.3.6　长期停产时，该循环系统不作清洗消毒，重新开始生产前必须彻底清洗消毒，并经检验合格后，才能使用。

技能训练

1. 根据本项目的清洁消毒方法对负责的区域进行全面的清洁与消毒。

2. 参照项目二中学习的方法对消毒后的区域进行空气沉降菌测试和环境表面微生物检查。

3. 对比清洁消毒前后的微生物存在状况，进行讨论并完成最终报告。